U0247299

久坐
急救运动

The Younger Next Year
Back Book

〔加〕克里斯·克劳利（Chris Crowley）杰里米·詹姆斯（Jeremy James）著

王盈 译

贵州出版集团
贵州人民出版社

图书在版编目（CIP）数据

久坐急救运动/(加)克里斯·克劳利著;(加)杰
里米·詹姆斯著;王盈译. -- 贵阳:贵州人民出版社,
2023.3

ISBN 978-7-221-17474-1

Ⅰ.①久… Ⅱ.①克… ②杰… ③王… Ⅲ.①健身运
动 Ⅳ.①R161.1

中国版本图书馆CIP数据核字(2022)第211597号

First published in the United States by Workman Publishing Co., Inc. as The YOUNGER NEXT
YEAR BACK BOOK: A Whole–Body Plan for Conquering Back Pain Forever
Copyright © 2018 by Christopher Crowley and Jeremy James
Illustrations © 2018 by Andrea Charest and Karina Metcalf
YOUNGER NEXT YEAR is a registered trademark of Christopher Crowley and Henry S. Lodge
Published by arrangement with Workman Publishing Co., Inc., New York.
本书中文简体版权归属于银杏树下（北京）图书有限责任公司。

著作权合同登记图字：22-2022-129号

久坐急救运动
JIUZUO JIJIU YUNDONG

著　　者：[加]克里斯·克劳利　　[加]杰里米·詹姆斯
译　　者：王　盈
选题策划：后浪出版公司
出版统筹：吴兴元　　　　　　　　编辑统筹：王　頔
特约编辑：向　楠　　　　　　　　责任编辑：张　黎
装帧设计：墨白空间·张萌
出版发行：贵州出版集团　贵州人民出版社
地　　址：贵阳市观山湖区会展东路SOHO办公区A座
邮　　编：550081
印　　刷：北京天宇万达印刷有限公司
版　　次：2023年3月第1版
印　　次：2023年3月第1次印刷
开　　本：889毫米×1142毫米　1/32
印　　张：8.125
字　　数：152千字
书　　号：ISBN 978-7-221-17474-1
定　　价：60.00元

贵州人民出版社微信

感谢《明年更年轻》成千上万的读者们的精彩留言与发帖,你们对本书的认可,是对我最大的鼓励。希望本书能帮到你们!

——克里斯·克劳利

谨以此书献给米歇尔——我的妻子,也是我忠实的伙伴和朋友;同时也献给诺亚——你刚出生的这两个月,给我带来了人生最欢乐的时光。我爱你们。

——杰里米·詹姆斯

目　录

序 言

8 年前，克里斯·克劳利第一次踏进我的诊室。那天，他不停向我抱怨自己的髋关节问题，想让我给他一些专业建议。我完全没想到，我俩后来会建立起工作关系并成为朋友，更没想到这种关系会影响到如此多的人。过去 30 年里，我一直专注于健康和健身行业。我听说过克里斯，他是《纽约时报》畅销书《明年更年轻》的作者。与他共事几个月后，他便邀请我为《明年更年轻》的续集撰稿，包括《今年更瘦》（*Thinner This Year*）与《明年更年轻：运动赋能篇》（*Younger Next Year: The Exercise Program*），我有点受宠若惊。到目前为止，《明年更年轻》系列丛书已在全世界范围内印行了 200 多万册，可谓享誉全球。这些书让许多人的生命发生了积极变化，从他们那里收到的感言令我对作者充满敬仰之情。对于第一次接触《明年更年轻》系列丛书的读者来说，一桌饕餮大餐正待你们享用。克里斯极有天赋，想象力丰富，总是能用生动有趣的方式把纷繁复杂的医学概念与实际生活结合起来。在《久坐急救运动》中，克里斯再次展示了他的天赋，并携手杰里米·詹姆斯（脊骨神经医师、美国体能协会注册体能训练专家）为读者们带来更为精彩的内容。

杰里米·詹姆斯则是一名出色的临床医师，我有幸与他在阿斯彭共事过几年。他是脊骨神经医学的专家，但他的疗法却不拘泥于这个领域。为了改善病人的健康，他愿意突破专业界限，为患者们提供更为丰富的信息。他善于探索钻研各种理论与技术，以帮助遭受背部疼痛的患者。我接触过许多经他治疗的患者，他们对他的感激之情给我留下了深刻印象。在他的帮助下，来自全国各地许许多多的患者从背痛中夺回了生活的掌控权。正是由于他对慢性背痛患者的热切关怀，催生了你们手中的这本好书。

我是一名专门治疗运动损伤的物理治疗师，在漫长的职业生涯中，我曾治疗过成千上万名各种肌肉骨骼疾病患者。在这些病症中，最常见却又最易致人丧失行动能力的便是背痛。背痛严重影响着大量患者的生活方式，致使他们的行动受限。我从 6 岁开始打冰球，数十年的冰球运动使我多处椎间盘突出。因此，对于背痛患者需要克服的日常困难，我都有切身体会。

人体构造如此精美，能在空间中自由自在地进行各种各样的运动，为什么偏偏脊柱这么脆弱呢？

从结构和演化的角度来看，相对于人体其他关节，脊柱尤为重要。脊髓的管状神经网络在脊柱的包裹下，与大脑相连，形成我们的中枢神经系统。因此，脊柱在人体日常活动中扮演着重要角色。脊柱能否正常工作，甚至关系着我们的生死。膝盖或肩膀等部位受伤也许会很疼，会让人情绪低落，但我们还是可以想方设法爬上楼梯、拎点东西、完成日常活动。但是，如果我们的脊柱或其周围的软组织出了问题，情况就完全不同了——整个身体都可能受影响，有时甚至连起床都困难，患者坐着干点日常工作就会不堪负荷。所以，背痛患者常常抑郁消沉。因为行动能力会严重受限，再也无法正常活动、比赛、玩耍，人们会感到痛苦甚至绝望。所有经历过剧烈背痛的患者，都迫切希望能尽快恢复脊柱健康。

经历过背痛困扰的人应该知道，治疗背痛是个充满疑问的棘手难题。背痛属于哪种类型？该如何治疗？需要多长时间才能痊愈？该做哪种训练？需要动手术吗？还能过正常的生活吗？在这样一个医疗技术不断发展的世界里，当然会有多种多样的解决方案。但我接诊过的患者常常告诉我，他们已经尝试了几乎所有的疗法和训练方案，背痛还是反复发作，甚至有增无减。他们对背痛耿耿于怀，感到困惑而沮丧，不知道自己该怎么办。

他们期望有人能为他们指明方向，帮助他们更好地理解这个问题，再给他们设计一套总体解决方案，结束这种循环往复的痛苦。而且，如果这种方案不仅是一套康复计划，还是整个生活方式的改变的话，那就更棒了（如果背痛非常严重，改变生活方式是治疗的必要前提）。

本书旨在为读者提供摆脱背痛的方法，帮助读者恢复身心健康，重返往日风采。作者造访了许多杰出的研究人员和临床医生，并根据他们提供的各种信息，精练出简单易懂的文字。因此请读者们放心，这本书介绍的各种方法均有科学依据。在日常生活中，我一直在践行本书推荐的方法，也一直在向我的客户传授这些方法。无论是职业运动员还是普罗大众，都受益匪浅。非常感谢杰里米和克里斯，为大众提供了一整套改善脊柱健康的方案——会让你的生活焕然一新。

我建议所有想要战胜或预防严重背痛的人都仔细阅读这本书。理解书中的核心概念并且按照矫正的方法去做，就能使脊柱变得更强韧。只要留心杰里米强调的行为习惯并认真进行训练，你就一定能从痛苦中解脱出来，重获新生。方法都在书里了，好好运用这些方法吧！一场伟大的告别疼痛之旅即将起航！

比尔·法布罗奇尼（Bill Fabrocini），物理治疗师，
美国体能协会注册体能训练专家

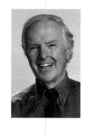

第一章

承 诺

克里斯　撰

　　背痛是我们生活中最常见的疼痛。它像一只蛰伏在床底的食人魔，时常把我们往床上或地上一扔，任由我们苦苦挣扎，像在滚烫的水泥码头上扑腾的翻车鱼一样痛苦。

　　大多数人都非常熟悉这种痛苦。这种磨人的病症会消失一段时间，然后卷土重来，导致患者不得不取消预定的日程安排，甚至丢掉工作，生活被搞得狼狈不堪。患者不胜其苦，不惜一切代价希望找到缓解的办法。但是，很多人煞费苦心寻医问药，疼痛却依旧挥之不去，仿佛一切努力都是徒劳。每年，美国的背痛患者平均要花费 2500 美元用于缓解疼痛的治疗，但疗效甚微。如果治疗真的能起作用，就算花费再多他们也愿意。然而，真实情况是大多数疗法要么效果不佳，要么无法持久，有的甚至完全无效。人们被折磨得只能接受现状，尽量让生活适应疼痛，但是，由于不知道疼痛什么时候来袭，再好的心态和准备也无济于事。

背痛袭来时，跟肩伤或腿伤不太一样。肩伤患者至少还能用另一只手臂工作；腿伤患者能在拐杖的帮助下，靠另一条健康的腿一瘸一拐地行走。但是，背一出问题就严重得多，很多时候我们什么也干不了，这就完全打破了我们的正常生活。

承　诺

没关系，一切痛苦即将结束。也许你难以置信，但这**千真万确**。80%的患者，疼痛将得到显著缓解，甚至彻底消失。而且，这将是永久的改变。这个承诺有点惊人，却是货真价实的。到目前为止，还没有人在这一领域做出这样的承诺。

如果10级为疼痛的最严重程度，"成功"则意味着要么彻底消除疼痛（大多数人会获得这样的结果），要么把严重程度从7~10级（剧烈疼痛）降到1~3级（轻度疼痛）。 不管是哪种结果，都能让人如释重负。即便这些方法只对80%的患者有效，也堪称奇迹了。对于剩下20%的患者，杰里米的建议也非常中肯（参见第四章，判断自己是否属于这部分人群，找到相应的办法）。**请记住要点：对于80%的患者来说，疼痛就到此为止了。**

我们希望读者都属于这80%的群体。杰里米为人谦逊，他清楚自己的能力和成就，并有志于将自己的治疗方案公之于众。其实，他想掀起一场背痛治疗的革命，从本书的读者开始，让这场革命惠及更多患者，并且经济易行。我们都认为，这场革命能通过一本书实现。这听起来有点疯狂，如此可怕的问题怎么可能通过一本小书中的方法就得到解决？但事实能证明一切。背痛与人的**行为**密切相关，而一本书就可以改变人的**行为**。你马上就会明白，大部分人的背痛其实都是个人长期的**不良行为**导致的。唯有改变**自己的行为**，才能解决背痛问题。本书会先向你展示人们是如何伤害自己背部的，然后会告诉你应该如何改变。当你实践时，杰里米会向你详细阐述其中的步骤。刚开始你可能会有点晕头转向，但只要照着去做，就一定会取得成功。

所以，问题到底有多严重呢？大多数经历过的人都对背痛闻风丧胆。近八成的美国人都曾因背痛向医疗和保健专业人员寻求帮助。美国人在背痛问题上花费了上千亿美元。与其他问题相比，背痛对商业社会的影响更为严重，它给数百万人的生活带来灾难。对于一些人来说，背痛的反复发作令其终日郁郁寡欢。对于更多人来说，背痛的间歇性发作令人提心吊胆，发作时的剧痛让人无法动弹。原本计划好与友人共进晚餐，但你背痛突然发作，伴侣只好致电主人："很抱歉，我们不能来了，因为比尔背痛发作，正躺在地板上。我们得去趟医院才行！"你无法外出就餐，也无法履行应尽的职责，甚至连从地上爬起来都变成了奢望！背痛毁坏着人们的事业，破坏了婚姻，让一切变得混乱不堪。大多数患者的背痛会突然发作，然后缓解，当它发作时，**简直苦不堪言。老天爷啊！求你做点什么好吗？**

可惜的是，老天爷并没起到什么帮助。常规医疗手段能治疗很多病痛，却并不适合治疗背痛。对于极端情况（前面提到的那 20% 的人群），接受手术也许是唯一的选择，杰里米也会专门提醒这部分患者。然而，对于大部分人来说，并不需要考虑手术。众所周知，脊柱融合术是在美国被滥用得最多的大型手术。其费用高达 10 万美元。但是，脊柱融合术常常并无必要而且疗效甚微。即使有效果，也难以持续，有时甚至毫无效果。这真的让人毛骨悚然。杰里米和顶尖的外科医生都认为，手术应该是万不得已的方法。另外的一些"医疗"手段，比如注射可的松或其他药物，也只能起到暂时的缓解作用。而且，还不能频繁注射，否则副作用的危害会越来越大。常规医疗手段其实并不适合治疗背痛，因为现代医学并不是很关注行为的问题，这也是现代医学的性质决定的。但背痛主要是行为导致的问题。解铃还须系铃人，我们自己的问题只能自己来解决。

如果你现在无法理解这个概念也没有关系，后面会有详细解释，让我们一起战胜背痛。

一本能让你明年更年轻的书

我刚才说"让我们一起战胜背痛",其实那正是本书的核心内容。本书属于《明年更年轻》系列。有的读者可能已经明白了,这意味着几件事情。

首先,这意味着本书有**两位作者**:一位极其严谨的科学家,另一位是我这个普通人。杰里米既年轻又聪明,我则老而不朽,这样的搭档能让本书既通俗易懂(甚至有点有趣)又不失科学严谨。虽然主要还是科学家在把关,但请你放心,我们不会让这本书读起来那么晦涩难懂。

其次,这意味着"**改变行为**能对身心健康与生活质量产生深远影响"是本书的核心理念。在一些重要领域,改变行为带来的效果甚至胜过了最好的常规治疗。在《明年更年轻》中,我们"谦虚"地夸口:改变行为,**能将70%的衰老进程推迟到临终前几年,还能减少50%的重大疾病**。这确切不移,迄今为止,没有任何人表示异议。《明年更年轻》被译成23种语言,共卖出了200多万册,深远地改善了读者的生活,收获了许多40岁以上的狂热粉丝。多年以来,许多人曾对我和亨利说:"嘿!伙计,非常感谢你们!这本书改变了我的人生。"每每如此,我总是倍感欣慰。

与上本书比起来,《久坐急救运动》更具针对性。杰里米解释道：**改变行为可以大幅减少背痛，甚至根治背痛**。对于背痛患者来说，哪怕有一丁点改善，生活都大有不同。有一位 50 多岁的男性患者，一辈子受背痛困扰，他对我说："我是去年夏天找到杰里米的。在这之前，我的背已经痛了好几十年，连弯腰系鞋带都做不到。杰里米轻轻松松就帮我治好了，简直是我的救命恩人。"杰里米还有成千上万个类似的故事。我们希望能有上百万人从本书中获益。

最后，这意味着本书是诚信可靠的。我曾竭力让《明年更年轻》采用比较保守的措辞，绝不采用夸张或虚假陈述。我和杰里米对本书的态度也一样。背痛治疗领域在不断发展，我们也在不断深入学习，未来我们可能会更新一些说法，但基本方案和主张维持不变。我们尽可能让本书经得起时间的考验，与《明年更年轻》一样出色。

杰里米之所以与我一起合写本书，是因为他认为《明年更年轻》与他的经历有"相同的基因"。我认同他的观点。除此之外，杰里米是个善人，他希望能在有生之年多做一些好事。在他看来，背痛是完全可以解决的问题，他无法忍受全世界有这么多人被背痛折磨。他知道《明年更年轻》深受读者喜爱，也了解我，认为也许我俩可以一起创作一本书，**把他的知识分享给更多人，改变这个背痛无处不在的世界**。

这就是我们的目标，开始是杰里米的想法，现在成了我们的共识。我们想改变世界,减轻数百万人的痛苦。在这个过程中,如果能获得一些收入当然不错。但是,杰里米最大的动力是改变这个背痛的世界,他的确是一个实在的好人。

现在,我们来稍微谈谈本书的局限性吧。如果你只是把这本书放在枕头下面,是不会有任何作用的。你必须阅读它才行。我们尽量让本书通俗易懂,但也不会像在海边晒晒太阳那么简单。然后,你必须自己去实践治疗的方法,进行初步的修复。接着,需要执行杰里米精心为你专门设计的训练计划,让治疗效果持续下去。这可能有一点难度,如果你知道怎么做,就很简单。我们会在书中向你详细展示这些方法。

末了,我必须再次提醒读者,对于部分背痛问题过于严重的患者,本书可能难以发挥作用。我们对此深表歉意。据杰里米保守估计,约有20%的患者,病情会发展到需要常规医学治疗的阶段,甚至可能需要手术。杰里米会在书中告诉读者如何判断自己是否属于这部分人群。还有部分人的背痛主要源于肌肉中的"激痛点"(后文有专门的章节讲解),患者需要向脊骨神经医师或物理治疗师寻求帮忙,或者至少让他们简单展示一下如何找到激痛点并缓解肌肉痉挛。然后,再回到书中,按照指示去固化这种改善效果,让身体永久康复。而我们在前面做出的最重要的承诺——"80%的患者,疼痛将得到显著缓解,甚至彻底消失"——依旧坚定不移。

我之前问过杰里米，他的患者病历是否能证明这个说法。他回答不能。但凡是他没能治愈的病人（不包括那些他送去接受常规医学治疗的病人），他都可以掰着指头数出来。我认为这已经够好了。所以 80% 是一个保守可靠的说法。

基本观点：解铃还须系铃人

杰里米的成功，得益于他的两个深刻见解。

第一，绝大多数背痛其实是由人们**长年累月的行为**（举止、姿势、某些重复性动作）引起的。很多人对此表示认同，包括给本书写序的比尔·法布罗奇尼。虽然有时背痛也可能由外伤或怪异事件引发，但并不常见。换句话说，唯有**改变行为才能治本**。杰里米会指导你怎么做——先进行治疗，再进行保养。但这需要你下苦功夫。而且，正如其他《明年更年轻》系列丛书所述——锻炼才是核心。你的余生都需要坚持全身锻炼。运动新手可能会担心自己做不到，但其实并没有多么难。锻炼不仅会治疗背痛，也能让我们开启美好生活。

第二，虽然背痛是一种局部疼痛，但其本质却是一种**全身性**或至少是整个**核心**的问题（稍后会专门讲解核心）。因此，**全身治疗**是必不可少的方法。

基于这两种见解，以及对现有科学的回顾，再加上他丰富的临床经验（杰里米一辈子都在治疗背痛），他创造了一种背痛疗法，取得了前所未有的成功。

对于被背痛困扰一段时间的你来说，可能已经对这个病症有了一定了解，但接下来你会学到一些新的知识。例如，背痛并非如一些医生所说是一种"疾病"。在大多数情况下，背痛不是由事故或外伤引起的，不是基因、运气、心理的问题，不是由于在夜里胡乱翻身或搬重物时不小心，也不是不当的性交姿势造成的。不排除个别案例，但大多数人都不属于这些情况。背痛并非某一个椎间盘或椎骨发生了病变，也不是某一块肌肉的痉挛，但背痛总是被解读成这些问题的症状。特定的椎间盘、肌肉痉挛或诸如此类的问题是疼痛的**直接**来源，但这并非问题的全部。事实上，几乎所有的背痛都是**全身性**问题，是**整个脊柱和核心**的问题，是我们日复一日的生活和运动方式造成的。我们错误的姿势——**年复一年**每天 8 小时蜷缩在电脑前，我们的懒散，加上我们核心的软弱无力造成了背痛。只要我们能**认真**解决这些行为上的大问题，直接引起疼痛的那些小问题就自然而然烟消云散了。

在介绍了脊柱及其弱点之后，我们会教你如何找到脊柱中立位并始终保持这个姿势。脊柱中立位是指脊柱在发挥其功能时承受最少压力、最小负荷和最低伤害的位置。如果你现在还不明白什么是脊柱中立位，也别着急，读完本书之后，你自然会明白它的意义。这是患者康复的关键因素。接下来，我们将向你展示如何使用核心力量**支撑**脊柱中立位。然后，我们会告诉你如何通过锻炼来增强核心的力量与耐力，帮助核心发挥其首要功能——长期支撑脊柱中立位并保持其**稳定**。最后，我们将告诉你如何避免触发疼痛的行为（比如某些打高尔夫球的姿势、一直弯腰坐在电脑前等）。我们会传授你**正确的动作**，让你一直保持脊柱的中立和稳定，即使是在日常生活和锻炼中做举起重物和转体的复杂动作时也不例外。坦白地说，我们将告诉你应该如何通过一举一动，使背痛得到显著缓解或消失。这些其实十分简单。

与其他专业人士一样，杰里米非常了解具体的疾病，比如椎间盘突出、神经根病变、肌肉痉挛等，我们稍后会详细讨论这些问题。但是，杰里米的首要观点是不要只关注这些问题。他认为，要解决这些令人痛苦的疾病，患者必须从根本上改变行为（但必须是可行的），以达到影响核心和全身的效果。其实，从根本上改变行为，是达成永久性改变的唯一途径。除此之外，任何局部修复的方式——如脊柱融合术、椎板切除术、椎间盘切除术等所有你听过的疗法——往往只能让患者得到暂时缓解。这种幸福是短暂的，整体问题依旧存在。新的背痛会出现在相邻的椎骨处，或出现在运动链（kinetic chain，脊柱及其周围复杂的关节、椎间盘和结缔组织构成的结构）的其他地方。现代医学当然有一些非凡之处，尤其是在疼痛剧烈的情况下，它能发挥巨大作用。但是，现代医学通常无法一劳永逸地治愈慢性背痛。唯有患者本人通过改变行为和特定的训练计划才能根除。杰里米会告诉你怎么去做。

杰里米希望我强调，我们绝对不是要摒弃现代医学。他出身于医学世家，对现代医学的神奇之处深有体会。但在某些领域，现代医学只能修复，**无法达到彻底治愈**。在这些领域，行为的改变更为重要。有趣的是，心脏病就是如此，背痛也一样。

结语：盛行风会吹弯大树，我们习惯的姿势和动作会压弯自己的身体。树木能在扭曲的条件下继续生长，而我们的身体却不能——我们的身体必须直立在地面上。如果身体不能保持直立，人就会被疼痛折磨。

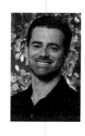

第二章
杰里米的故事

杰里米　撰

　　年轻时，我在运动中受过一些伤，造成了严重的背痛。从此，我踏上了治疗背痛的漫漫长路。很遗憾，大多数疗法都没能把我治好。在这样的情况下，我接触到了脊骨神经医学和相关的全身训练。逐渐地，我发展出有别于传统的、有自己特点的脊骨神经医学。与大多数脊骨神经医师不同，我不会把患者的背部弄得砰砰响，而是充分利用这门学科的基本要素，同时广泛阅读科学文献，结合自己丰富的临床经验，在此基础上进行创新。

　　我出生于医学世家，祖父和父亲都是医生，母亲和姨母是护士，叔父是一名药品推销员。我在现代医学的耳濡目染中长大，一直对它怀着崇高的敬意。小时候，人们常常在我面前称赞祖父为了拯救某家病情危重的小孩而付出的巨大努力。现在的医学体系已经不再培养他这样的全科医生了。他不仅能精确诊断病情，还能做手术、出诊、接生。我非常崇拜自己医术高超的祖父。后来，人们又常常在我面前用同样的话称赞我的父母。

所以在成长过程中，我一直相信现代医学是万能的，并且一直迫不及待地想加入其中。我强调这些，是因为你们读到后面可能会觉得，我似乎对现代医学的背痛治疗持保留意见。我不想让读者感到困惑，我其实比常人更了解现代医学，而且非常崇敬它。只是，现代医学治疗背痛的效果的确欠佳。作为一名曾经的患者，我还是比较有发言权的。自那以后，背痛与我如影随形。

我的痛苦：第一部分

我十几岁时，以为自己会成为一名职业滑板手。不管你们年龄有多大，请不要因此就合上这本书。其实滑板是一项很棒的运动，只是危险系数较高。我摔过很多次，其中几次还摔得很严重。我渐渐感觉背痛越来越严重。因此，我还远没来得及把技术练得纯熟，就失去了做职业滑板手的机会。当时，我选择了常规治疗的方式。我去看了医生（如你所料，都是些好医生），他们对我进行各种诊断，让我做了超声检查、磁共振成像、血液检查等，凡是你能想到的，我全部都做了一遍。他们提到了一系列疑似病因，比如"椎间盘突出""椎间盘破裂""神经根病变"，甚至可能是癌症。天啊！但他们没能治好我的背痛。由于我从小就对医学有一定的了解，自那之后，我越来越相信，这些好心的医生虽然训练有素，却并不太了解该如何治疗我的背痛。这听起来很残酷，但事实证明，不少常规的医生都是如此。

在近乎绝望的情况下，我不得不求助于与现代医学稍有区别的疗法——脊骨神经医学。幸好这种疗法让我的症状得到了明显缓解，不然我真的会痛不欲生。自此，我开始朝着这个方向去思考。但是，我不得不说，这些特殊的脊骨神经医师也并非完美。他们从未传授我如何去做出根本的改变，没有告诉我应该改变自己的行为和如何掌控自己的健康，也没有建议我去做任何本书让大家去做的训练。但他们的确向我展示了如何通过简单的肌肉和关节训练来缓解背痛，我对此印象深刻。脊骨神经医学在背部治疗中占有一席之地，如果运用得当，会造福许多患者。熟练的脊骨神经医师会使用手法治疗，通过对脊柱的按摩调整和其他技术，如拉伸和关节松动术等，让关节活动范围和肌肉功能恢复正常。在短期内，这种方法疗效显著。但是，即使时至今日，许多脊骨神经医师也不会告诉病人如何做出必要的行为改变，来永久性地减轻背痛。

那时，我决定学习脊骨神经医学，因为我想更深入地研究严重背痛的真正原因——人的行为本身，而行为的改变可能是终极解决方案。你不难想象，我行医的家人们对我这个决定非常不解，但现在回想起来，这的确是个正确的决定。

学习是一个漫长而复杂的过程，我得到了脊骨神经医学和其他领域专家的指导。最终，我发展出了自己的病情分析方法和能让患者彻底告别背痛的疗法。现代医学通常采用解构的方式将复杂问题拆解开，细致分析每个部分，找出问题之后对特定部位进行治疗。解构的方法奇迹般地解决了大量的医学问题，但对背痛却不适用。对于背痛，我们需要的是一种**整合**的方法，一套针对全身的治疗方案。

我的痛苦：第二部分

按理说，我早就应该弄清楚背痛是怎么回事了，否则也不至于复发。我之所以想把这个令人难堪的经历讲给你听，有以下几个原因。首先，因为这次复发太折磨人了，我希望你明白我对这种痛苦多么刻骨铭心。其次，我想强调，我们的某些日常行为很容易给背部带来灾难性的创伤，包括像我这种理所应当懂得更多的专业人士。再次，我想向你展示，一旦方法得当，即使是严重的背痛，我们也能迅速、有效地让其缓解。

事情发生在 7 年前，当时我就职于一家很有前景的医疗初创企业。在半年时间里，我完全沉浸在工作中，每天工作 10～12 个小时，中途几乎没有任何休息或锻炼。大多数时间里，我都像个工作狂一样趴在电脑前，根本没有考虑过背的问题。现在想来，真是可怜。

我就这样日夜操劳着，直到有一天早上，我 6 点钟醒来，正准备去上厕所。突然，一阵剧烈的背痛袭来。有生以来，我还没有遇到过这种程度的疼痛，比我玩滑板的时候严重多了。剧痛让我躺在床上动弹不得。即使我躺得平平的，疼痛也还在继续，没有丝毫减弱，甚至愈演愈烈。只要我稍微动一下，就会雪上加霜。那时我独居，唯一能做的，就是一动不动地躺着，内心充满了恐慌，我在想：到底是怎么回事？我的背痛到底有多严重？天哪，我今天是不是要死了？我不仅极度疼痛，还吓得半死。

我记得"平常"的背痛是什么感觉，就像是严重痉挛之类的，但又好像不止于此。那么究竟是什么原因呢？我躺在那里胡思乱想了一通，如果是椎间盘突出，已经算是很好的消息了，我甚至怀疑自己的脊柱某处有癌细胞。

这听起来很荒谬，但剧烈疼痛的确会导致患者胡思乱想。我汗流浃背、呼吸困难、惊慌失措，困在那个时间和空间里无法移动。幸好，我是受过科学训练的人，过去的人生经历也开始发挥作用——我开始问自己问题，这些问题也问过我所有的病人：怎么会出现背痛？是我的什么"行为"导致了这种情况？有趣的是，患者常常都能凭直觉想起原因（至少是触发事件），我也不例外。我很快就意识到，是连续几个月趴在电脑前废寝忘食地工作，使我躺在这里无法动弹。对于跟我有同样工作习惯的人来说，可能会觉得害怕。治疗的第一步，就是**停止那些引起背痛的行为**（如果我还能坐起来的话）。而当下，我要做的事情是减轻疼痛，让身体至少能移动。我在极度痛苦中翻了个身，试图站起来。我不仅失败了，而且更痛了，于是我不得不再次平躺。那种感觉，就像是有人在我的肾脏捅了一刀，又把刀子往下划到我的臀部，简直让人无法呼吸。

然后，我告诉自己回到基础——以前遇到背痛正在发作的罕见病例时，我总是让患者这样做。我让自己稍微收紧腹部肌肉，慢慢抬起左腿。于是，我平躺在床上，微微抬起一条腿。我指导过病人很多次，知道这个动作是可以承受的。事实证明，这的确可行。我把这条腿放下来，又抬起右腿，并继续收紧腹部肌肉。这也确实可行。接下来，我进行了下一个动作：继续躺在床上，让双腿在空中漫步，我的动作非常轻缓。就这样大概走了5分钟之后，我的疼痛就逐渐减轻了。我停下来，又做了几组这个动作。我在缓解腰椎周围严重的肌肉痉挛，把疼痛一步一步"走掉"。

最后，我感觉自己能站起来了。于是，我轻微地收紧腹部肌肉，让它能支撑住我的脊柱保持稳定，再将身体调整为侧卧。你们稍后就会知道，收紧那些肌肉称为收紧核心。这次我做到了。在整个动作过程中，我一直保持收腹和腰部稳定。这个过程并不是完全没有疼痛，但我还是慢慢跪了起来，再站起来。在整个过程中，我的核心都在参与，让我能小心地保持腰椎稳定。因为我知道，背痛发作之后，痉挛和疼痛随时会卷土重来。我又试着直立行走——是的，我可以走路了。我在房间里小心翼翼地走来走去，核心一直处于收紧的状态。这样做了好一阵之后，痉挛和疼痛终于不再发作。

在当天后来的时间里，我非常注意自己的动作，背部的情况也越来越好。由于我教过很多患者做这些初步的动作，所以我知道这些动作一定会起作用。在那天余下的时间里，我放松下来，仅仅轻松地散了一会儿步。我安慰自己，明天我的背就会慢慢松弛下来。由于背部严重痉挛，需要一周才能恢复正常。一周以后，我会恢复我的日常训练计划，并严格地执行下去。之后我在电脑前每工作30分钟，就要起来四处走动一下。现在看来，我都做到了。实际上，还不到一周我就恢复了正常。我再也没有让繁重的工作影响我的训练计划，我的背痛再也没有复发。

以上就是让我心有余悸的亲身经历，我想再给你讲讲另外四位患者的故事。但在这之前，让克里斯带大家去了解一下自己的脊柱，看看它的工作原理，以及它如何出现问题。

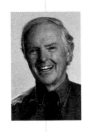

第三章

脊柱漫谈

克里斯 撰

　　首先恭喜一下自己，因为我们是脊椎动物。女士们，先生们，你们都有脊柱！

　　我知道，由于背痛太严重，有时候你会痛苦地在地板上扭动，就像翻车鱼在滚烫的码头上扑腾一样。在那种情形下，你会觉得有脊柱并不是什么好事。但其实，脊柱真的很伟大。否则，你就只能做水母或变形虫这样的小东西——没有背痛，也没有乐趣。脊柱是享受生活的关键之一。当然，如果脊柱出了问题，痛苦也会随之而来。

　　本书虽小，却有大志。我们希望能为你缓解背痛，甚至根治它，让你能尽情享受人生。杰里米有自知之明，他清楚，通过学习新的知识和改变行为，你将达到这一目标。首先，你要了解背部到底出了什么状况。然后，改变你的行为方式、活动方式、锻炼方式。杰里米为你提供了新的思路，会让这一过程简单明了。无论如何，比码头上的翻车鱼要轻松多了。

若要了解背到底出了什么状况，我们需要到那去"溜达"一圈。读者可能会问，为什么要让一个华尔街律师来写这一章呢？原因有二：其一，这表明任何人都能看懂这本书；其二，某些理论知识可能有点无聊，这位律师能让这些内容有趣味一点。

我们先从基础开始吧！与任何体形的脊椎动物一样，我们的脊柱堪称演化中的第二大突破（仅次于大脑）。在脊柱的帮助下，我们几乎**无所不能**，无论是站立、跑步、性交，还是做各种各样的动作。它真是一个美妙绝伦的东西。只是脊柱偶尔也会出问题，而且情况还比较复杂。可是，即使背是个错综复杂的部位，解决背的问题也远没有我们想象的那么复杂。这就是杰里米方法的巧妙和这本小书的魔力所在：虽然脊柱及其相关部位相当精巧复杂（稍后会详述），但解决背痛的方法却出奇简单。虽然每个人背的问题千差万别，但大多数问题的解决方法却是一样的，而且很简单。也许这听起来叫人难以置信，却是事实——80% 的治愈率说明了一切。

我们先来确定一下方向。如果我们直接讲解如何治疗背痛，也不是不行。但是，如果你对背及其功能有所了解，效果会更好。在那之后，杰里米会告诉你如何开始正确的治疗。

　　我们先来聊聊本书最重要的概念。像我们这些外行很容易误认为背就是指脊柱——就像挂在医生诊室里的骷髅和我们所见到的图片一样，由一堆骨头和圆盘组成。虽然这种想法谈不上愚蠢，但的确具有误导性。杰里米与我们看待背的方式完全不同，所以他的治疗方法也不同。相信你读完本书之后，也会改变自己的看法。杰里米把背看作一个"整体"，因为背是作为一个整体在发挥作用，如果出问题也是整个"系统"的问题，而非我们通常认为的那样，是某个零件坏了。他说的整体是指整体的**功能**。他认为背实际上包括了头和腿之间所有的部位，包括身体正面、两侧和后面的骨骼、椎间盘、神经、肌肉、肌腱、韧带、血管等，即整个躯干。

　　这个观点有意义吗？的确有。因为，其实这些部位一直在协同工作，如果我们只关注局部而不关注**整体的功能**，就会连方向都走错了。正如杰里米所说：现代医学侧重于局部，而非整体，也就是"解构"的方法。这也是现代医学的神奇之处，它能专注于极其微小的细节。但是现代医学在治疗背痛方面就有负众望了，因为背痛的病因没有藏在细节之中。我们前面说过，本书并不是要挑战现代医学，我们从不否认，现代医学治疗几乎所有疾病都疗效显著。它有时也能治疗背痛，但并不是每次都能治好。因为想要根治背痛，必须进行**深刻、全面的行为改变**，而现代医学很少涉及这一块。尽管现代医学在不断地变革，但迄今为止在改变人的行为方面还是没有多大建树。

脊　髓

我们从位于脊柱最深处的组织脊髓开始，它虽然在一堆骨头（椎骨）里面，但功能却一直延伸到身体表层的皮肤。脊髓是一束重要的神经，以大脑为起点，止于脊柱中段，并从脊柱延伸到肌肉和身体其他部位。脊髓的连贯性就像未成熟的香蕉，不要说被切断，就连轻微的碰伤，都**永远无法复原**，发生这样的事情就只能在轮椅上度过余生。如果神经轴突被切断，神经是无法愈合或重新生长的。肌肉、皮肤、骨骼的损伤无法与神经的损伤相提并论。我深爱的妻子希拉里，在我们婚后不久摔断了脖子（在 C5 和 C6），所以我们非常清楚这种损伤有多可怕。在经历了这样的创伤后，她还能走路，其实这种概率是千分之一（医学文献上有她的 X 光片）。她的确运气很好，又得到了极好的治疗，才能恢复健康。我们收获的教训是：正是由于脊髓很脆弱，身体才会竭尽全力保护它。而身体为了保护脊髓，就引起了背痛。

脊髓至关重要，它就像一条信息高速公路，既接受肌肉和器官的信息，又向它们发送信息。其实，人体就是一套巨大的信号系统，数以亿计的信号通过脊髓上下传递，到达全身，指挥着我们的动作、感觉、呼吸、消化等几乎所有活动。这些信号大部分来自大脑。我前面说过，为了安全起见，脊柱把脊髓包裹在中间，脊柱贯穿我们的背，是由一串中空的椎骨构成的链条。神经在脊柱的不同部位发出。所以如果背弯曲变形（比如由于步行姿势或站姿不当），那些小小的进出点（脊柱上的孔洞，即椎间孔）就会出毛病，并会引起疼痛。图3.1展示了脊髓发出的主要神经，能给你一个大致的印象。

请你放心，这一章看起来有点难，但其实不然。这一章只是为了让你初步了解问题，不需要去记住任何概念。我们只需要知道，有很多神经和神经群从脊柱不同部位发出，它们在进出点的位置非常脆弱。脊柱有各种各样不同层级的进出点，是一套复杂、精密的"机械"系统，几乎没有出错的余地。为了保障神经系统的正常运行，我们必须保证"背"运行良好，否则就会疼得要命。如果由于长期错误的姿势，脊柱被压缩或扭曲变形，人就会感到疼痛。**你了解这些即可，请放松点。**

除了构成脊髓的粗绳状的神经外，还有无数神经为脊柱服务，我们把这些神经称为"局部"神经。如果我们损伤了这些神经，也会感到疼痛。下页的图片展示了脊髓及其发出的、遍布全身的神经。

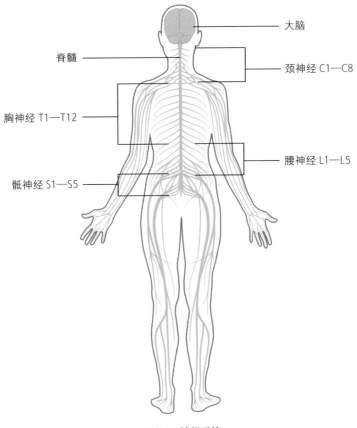

大脑

脊髓

颈神经 C1—C8

胸神经 T1—T12

腰神经 L1—L5

骶神经 S1—S5

图 3.1 神经系统

脊 柱

　　脊柱由椎骨和椎间盘组成，构成了人体的基础。它就像船的龙骨或其他承重结构，请发挥你的想象力。但是，船的龙骨或房子的地基是固定不动的，而神奇的脊柱却具有**韧性**。事实上，还不能完全这样说，毕竟大多数时间里，脊柱是固定的。正因如此，即使身体承受巨大压力，我们也能安稳坐立，通过肩和髋来移动和执行任务。同时，脊柱又能按照身体的需求，向前后左右弯曲，甚至轻微旋转。脊柱就像一根"环环相扣"的链条，由一串零件组成，使人体能够弯曲。这非常神奇。这些零件都是骨头，被称为椎骨。脊柱由大约 33 块椎骨堆叠而成，中间夹着半软的减震器（椎间盘）。我们根据脊柱各段的不同弯曲，把它划分为 4 个部分：颈椎（颈）、胸椎（上背和中背）、腰椎（下背）、骶骨和尾骨。不同的神经从脊柱的不同部位发出，控制身体的特定部位。我对这部分最感兴趣，因为如果某人的背骨折，致使脊柱高位损伤的话，几乎所有的神经都会受到影响，甚至停止"运行"——他很容易四肢瘫痪；如果损伤发生在较低的节段，他的上半身能正常活动，却无法行走；如果颈椎损伤，他就无法呼吸，只能依赖呼吸机维持生命。

　　除了 5 块骶椎和 4 块尾椎相互融合之外（中间当然没有椎间盘），脊柱上所有的椎骨都能移动，中间都有椎间盘。根据杰里米的说法，椎间盘由纤维外层和胶状内核（髓核）组成。纤维外层可以在正常情况下对抗磨损或破裂，胶状内核能使椎间盘均匀地分散负荷并对抗压力。我喜欢把椎间盘想象成坚韧的果酱甜甜圈，它们外表坚固，但内核柔软而有弹性，所以受压后能够反弹。椎间盘能承受压力和产生形变，但不是没有限度。

我们稍后会详细讲解。椎间盘受损、膨出会造成剧痛，若是椎间盘破裂，情况就更严重。

有一个令人不快的事实。虽然脊柱是由关节连成一体的，但每块椎骨连接的稳定性不都一样。最要紧的是，最容易受伤的腰椎，无法在弯曲和旋转的状态下负重。能明白这些话的意思吧？这意味着，千万**不要在弯腰或扭腰时抬起重物**。这是本书最重要的教训。腰椎是用来支撑身体保持直立的，身体希望保持这个状态。这个部位不需要太多的活动，尤其是活动时不能负重，更不要说反复负重。腰部肌肉的功能是保持稳定，而非抬起重物。

希望你能牢记这件事情：**不要用腰部旋转身体**。用髋部旋转身体，而不是腰部。该怎么做呢？这很容易，我们会告诉你。

梦寐以求的目标

现在，我们又要讲一点稍微复杂的知识了。但是请先看图3.2，它简单展示了脊柱中立位。这是本书梦寐以求的目标——保持脊柱中立位。在大多数时间里，我们都需维持这样的姿势。这种姿势是最安全、最强大、最有效的移动和负重方式。稍后杰里米会详细介绍。也许你会有一点惊讶，"站直"并不意味着脊柱中立，脊柱的理想状态也不是呈一条直线：它有一系列生理性弯曲。为什么？谁知道呢！你们可以去请教一位结构工程师，最

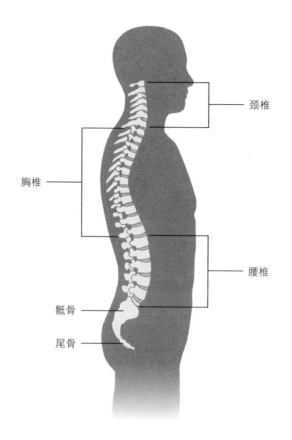

颈椎

胸椎

腰椎

骶骨

尾骨

图 3.2 椎骨

好是悬索桥建造者。我从杰里米（之前是比尔）身上学到的是：
**这是一种理想姿势，而且值得我们花很大的工夫来培养这种姿
势。** 现在，无论我是坐下、行走、骑车，还是上动感单车课，始
终都提醒自己保持这个姿势。当我处于正确姿势时，我能察觉到
它，并且感觉良好。事实证明，这种姿势真的有很多好处。如果

能让自己的脊柱随时处于中立位，会对健康大有裨益。

脊柱是空心的

我必须承认，在撰写本书之前，我并不知道每一块椎骨都是由两部分组成的。一部分比较坚硬，承重能力更强，朝向身体前方，被称为"椎体"（椎间盘位于椎体之间）；另一部分呈飞扶壁状，向背后隆起，被称为"椎弓"。这两部分之间有一个非常重要的空间——我们脊椎中间的"空心"部分。椎骨十分坚硬，有两个截然不同的部分，脊髓从中间的洞穿过。

看到图 3.3 中椎骨上隆起的刺状小片了吗？这些小片就是椎弓，被称为"棘突"（别担心这个概念）。棘突其实就是锚点，是韧带将肌肉连接到椎骨的位置。把自己想象成一名水手，再想想甲板上专门为绳索准备的防滑钉。你向后伸手，摸到背部凸出的部分，就是棘突。韧带或肌腱就是一条条能保持脊柱直立的线（就像帆船的支索）。没有支索，帆船上的桅杆很快就会倾倒、断裂。而设计精良的帆船，其桅杆在一条条支索的牵拉下非常稳定。就像我们的脊柱一样，桅杆有一定弹性，也很稳定和强壮。

好了，说说椎间盘吧！相信大部分人都熟悉这个词语，因为我们常听说"椎间盘膨出""椎间盘突出""椎间盘破裂"等。椎间盘其实就是一个个垫圈，用来防止椎骨承重部分相互摩擦，能给背部一些"弹性"。如果没有一叠高效的垫圈把骨头分开，我们的骨头就不可能连接起来。我之前提到过，把椎间盘想象成坚韧的果酱甜甜圈，它们的外层是富有韧性的纤维层，内核是半流质胶状物质。椎间盘可以缓冲外力对脊柱的震荡，还能让身体弯曲。不健康的椎间盘是背部问题和疼痛的主要原因。

年轻人的问题

这个现象十分有趣：椎间盘膨出、突出和破裂大多发生在青年人身上，尤其是 30 多岁的人（青年人注意了，真的很痛）。年纪稍长的人也难以幸免：年龄 45～65 岁的美国人中，差不多三成的人有背痛，只是没有那么严重。这就意味着，年轻人的背痛如果过于严重，就不得不接受手术。而中年人因椎间盘问题接受手术还没有那么常见。

请仔细看看下面几页的图片。这些图片展示出了脊髓、脊柱和椎间盘是如何协同工作的。图 3.3 是侧视图，展示了大脑、脊髓和脊柱在身体中的位置。图 3.4 是两节椎骨的特写，椎间盘（灰色）在中间，能看到脊髓和神经根。请注意相邻椎骨的后部是如何形成一条椎管的，脊髓会从上到下穿过椎管。还要注意两个相邻的椎骨如何在侧面形成小孔（椎间孔），神经根在此处从脊髓伸出。这些小孔非常重要，它们会随着椎间盘的退化或椎骨滑脱而变小。椎间孔变小，里面的神经就会受到压迫，患者会有烧灼感。我不想吓人，但如果姿势不良或其他问题导致椎间盘破裂，真的会痛得死去活来（好消息是，椎间盘破裂虽然老是萦绕在耳边，但实际上很少发生）。那时，椎骨磨损，椎间盘极度损坏，椎间盘的组织被挤得到处都是。这会在神经上引起严重的**化学**疼痛。我们前面说过，现代医学的常规治疗（手术）有时会起重要作用，这就是其中之一。

请注意图 3.3 的特写侧视图中椎骨左侧的骨头，那是小关节。从图中可以清晰看到，小关节与脊髓和神经进出点靠得很

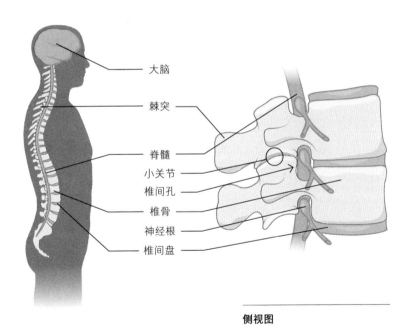

侧视图

图 3.3　脊柱

近。唇亡齿寒，如果这些小关节出了问题，脊髓和神经也会受难。另外，小关节的表面覆盖着软骨，能让健康的脊柱平稳移动。但是，如果我们姿势不当，软骨也会磨蚀，甚至撕裂，从而引起疼痛。

图 3.4 中有两幅图，请注意椎体内部颜色较浅的圆形物体。右侧是椎间盘的横截面俯视图。

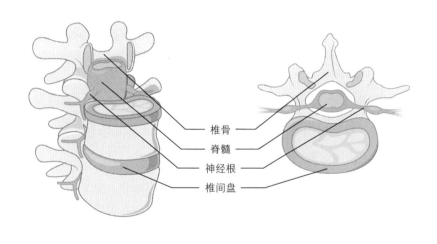

椎骨
脊髓
神经根
椎间盘

四分之三侧视图　　　　　　　　　　　　　俯视图

图 3.4　椎骨与椎间盘

韧带和肌腱

刚才讲了脊髓和脊柱。如果缺乏支撑，脊柱是无法直立起来的。我们可以把脊柱想象成一根细长的芦苇，假如我们从上面或侧面施压，它就会弯得厉害。事实上，它根本无法单独承受任何重量。但是如果我们给脊柱加上一串支撑线，再连接到坚固的支撑物上，情况就天差地别了。其实，脊柱上有很多强壮的支撑线，就是韧带和肌腱（韧带连接骨头与骨头，肌腱连接骨头与肌肉）。图 3.5 展示了脊柱连接的大量韧带。

我们还需要了解一件事情：由于姿势不良、长期错误的运动模式或运动损伤，韧带会变形或**扭伤**。如果韧带受损，它所支撑的关节就会"松动"，甚至可能脱位，这就糟糕了。请大家注意一下："扭伤"是韧带过度拉伸或撕裂，"拉伤"是肌腱或肌肉过度拉伸或撕裂。图 3.5 中有多种韧带，如果你老是做错误的事或倒霉的话，这些韧带就会出毛病。

以上就是有关椎骨、椎间盘和韧带的内容。**意义是什么呢**？好问题。我们这段脊柱漫谈的意义在于，让你详细了解脊柱和它的部件有多错综复杂，它们很容易以各种各样的方式出问题，进而引起疼痛。但是让我再强调一下，杰里米精湛医术的本质是他不会聚焦在这些细节上。他关注**整体**。错综复杂的背与我们还没有来得及讲的肌肉，是综合的一体。大部分时候，当整

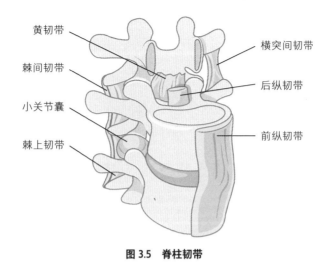

黄韧带

棘间韧带

小关节囊

棘上韧带

横突间韧带

后纵韧带

前纵韧带

图 3.5 脊柱韧带

体正常运行时，细节的问题也会自己解决。所以，你可以先忘记刚才学过的东西，**只记住一点：整个背非常复杂**。稍后按照杰里米的指导进行训练时，不要忘了这一点。错误的训练比不训练更糟糕。你需要仔细阅读杰里米的指导。

支撑脊柱的肌肉

有趣的是，人体的**核心肌肉群**是脊柱最重要的支撑系统，对脊柱的正常工作至关重要。核心是肩和髋之间的所有肌肉，分布在身体前面、后面、两侧。核心是你控制力最强的肌群，你对它负有最大的责任。当然，姿势也很重要，但你需要对核心投入最多的关注。并且核心需要最多的锻炼（请阅读第九章）。

　　先从背部肌肉说起。在靠近脊柱的地方，有一个叫作"椎旁肌群"的小肌群（见图 3.6），它起着稳定脊柱的作用，防止脊柱过度移动。椎旁肌群会向大脑传递信息，把脊柱的位置告诉大脑。如果这些小家伙超负荷运转，就会发生肌肉痉挛，引

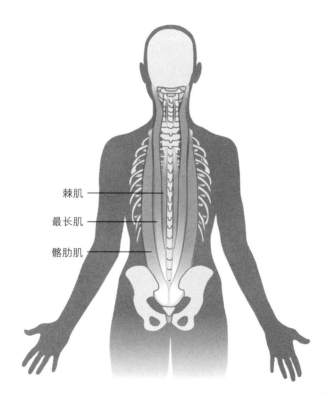

棘肌

最长肌

髂肋肌

图 3.6　椎旁肌群

起酸痛。**其实**，椎旁肌群一直在超负荷运转——因为人糟糕的姿势会导致人体的一些最大、最重要的肌肉（如臀肌）进入休息状态。姿势不良、懒散等其实都相当于虐待自己的身体。因为如果大肌肉休息了，身体的所有重量就会转移到小肌肉上，也就是椎旁肌群。小肌肉无法承担这些重量，压力就会直接传到我们的脊柱（椎骨和椎间盘）上，而脊柱不是用来承受压力的。最后，所有的问题爆发。后文会有更多细节，这里只关注可怜的椎旁肌群，它们就像应征入伍的童子军，被卷入一场无望的战争之中。

接下来，人体有多层肌肉（见图3.8），由内向外构建：图3.8右侧标示的是深层的肌肉，左侧标示的是浅层的肌肉。这些肌肉数量众多。想想看，为什么有这么多呢？因为这些家伙要尽可能帮我们保持脊柱中立位。

在此，需要特别提到人体腹部的一块大肌肉：腰肌（见图3.7）。腰肌是人体主要的髋屈肌群，把膝盖收向腰部就需要用到它。我们之所以特别提到腰肌，是因为它与腰椎前部直接相连。如果腰肌缩短或太紧，就会对腰椎造成严重伤害。用胎儿姿势蜷缩着睡觉或久坐就会造成这个后果。你有没有睡觉醒来后发现自己变成了驼背？如果你用胎儿姿势睡觉，就可能会腰肌过紧。

人体背部的很多肌肉都属于"伸肌"。虽然图3.8中列出了

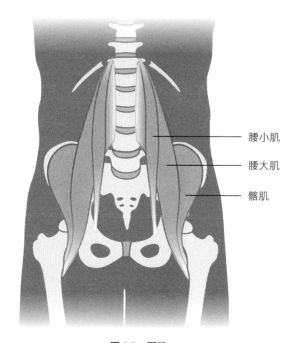

图 3.7   腰肌

各块肌肉的名字，但是你只需要知道，这些肌肉主要负责背的后弯和维持直立姿势就够了。

人体腹部的前面是腹壁肌肉，能为脊柱提供坚固的保护屏障。本书会指导读者如何正确运用腹壁肌肉，使之形成一条腰带，支撑并保护脊柱，以免其受到危险负荷的伤害（见图3.9）。

最后我要说的是"筋膜"组织。筋膜是一种结缔组织，类

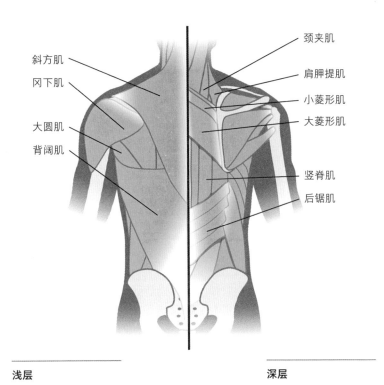

斜方肌

冈下肌

大圆肌

背阔肌

颈夹肌

肩胛提肌

小菱形肌

大菱形肌

竖脊肌

后锯肌

浅层

深层

图 3.8 背部肌群

似肌腱和韧带，只是形态呈薄片状。有的人觉得筋膜跟保鲜膜
相似，有弹性、很薄、强度惊人。下次烤羊腿时，你可以仔细
观察一下，那一层光滑而坚韧的银色外层就是筋膜组织。曾经
有位名叫艾达·罗尔夫（Ida Rolf）的女性，因其发明了一种叫
作"Rolfing"的按摩技术而出名。我的第二任妻子非常钟爱这
种技术。这种按摩技术完全靠拉伸和操纵筋膜组织来提升人体
的灵活性，会让人像烧灼一样痛。那段婚姻倒是十分美好，但

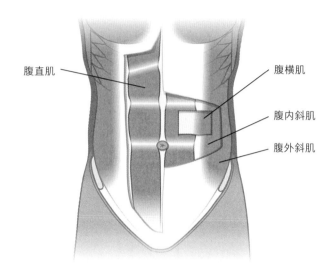

腹直肌

腹横肌

腹内斜肌

腹外斜肌

图 3.9　腹部肌肉

是 Rolfing 一点也不好玩儿。

　　筋膜不同于连接骨骼、肌肉的肌腱和韧带，筋膜包裹着肌肉和其他组织。筋膜极薄，帮助把机械力从一个肌群转移到另一个肌群。筋膜组织能帮助肌肉和其他组织相互作用，让它们彼此之间相互滑行。筋膜连接支撑脊柱的肌群，在安全转移负荷的同时，使其平稳发挥功能。当筋膜出了问题时，也会引起疼痛。**其实，如果你不听杰里米的明智建议，就会在疼痛中苦苦挣扎。**

问题在哪里：疼痛的细节

我在前面已经提到，疼痛的病因多种多样。现在让我们来具体谈谈，究竟是哪些细节出了问题。虽然我不断强调，杰里米认为背痛其实是"整体"的问题，而非限定在某些局部。但我俩都认为，在他对"整体"施展魔法前，让读者了解一些细节——疼痛的位置，会更有帮助。

所以到底是哪里出了问题呢？这个问题有很多答案，我们先从年轻人的常见问题椎间盘膨出说起。请看图 3.10：看起来好像没那么严重，但其实问题非常严峻。平时做任何动作时，椎骨及相关的椎间盘都会受到压力，如果椎间盘没有活动空间，就糟糕了，如图 3.10 所示。虽然这不是最糟糕的情形，但还是会痛。你可以乐观一点，当作是大自然母亲在向你发出警告——你做错了，一定要知错就改。

出现"椎间盘突出"或"椎间盘破裂"时，疼痛会进一步加剧。请允许我重申一遍，这种症状通常出现在年轻人（30 多岁）身上。这时，隆起的椎间盘会弹出来，髓核的胶状物质会溢出来到处流。这些物质很容易碰到神经根，会沿神经通路引发剧烈疼痛，因而让人痛心切骨。为什么会这样呢？因为物理刺激和化学刺激同时出现了。当突出的椎间盘压迫神经时，会引起物理刺激。这会导致疼痛、感觉丧失，更严重时还会导致肌肉功能障碍。即使神经根没有受到物理压迫，患者也会因神经根受到的化学刺激而产生疼痛。椎间盘受损后，释放出炎性化学物质刺激神经，沿神经通路引起疼痛。在图 3.10 中你可以看到突出的椎间盘以及移位和受压迫的神经。这些都是身体极度受损的症状，没人想发生这样的事情！你可能会遭受"根性痛"，这种疼痛会放射到你的腿部。非常危急！杰里米稍后会解释，根性痛意味着情况已经相当不妙了，你需要尽快就医，仅靠本书是无法治愈的。而且治疗需要较长时间。

还有其他一些问题，跟年长人群密切相关，比如由于全身萎缩引发的疼痛。我们知道，老头、老太太（或年纪稍长一点的人）会随着年龄的增长而逐渐变矮。我自己就有切身体会，我现在比以前矮了约 2 厘米。我原来身高 180 厘米（我的驾照上依旧记录着这个身高，头发还是红色的），现在变成了 178 厘米。太可怕了！本书的序言中暗示过，我们对自身的"压迫"是造成这种不愉快的原因，尤其是对脊柱的压迫，更确切地说是对椎间盘的压迫。在时间和重力的作用下，椎骨被逐渐压低了。虽然一切合情合理，但还是让人不开心。我们变矮的主要原因，是**椎间盘缩短**了 —— 椎骨下压、椎间盘萎缩、身体变矮。顺便说一句，即便我们做好孩子，经常锻炼身体，保持良好姿势，变矮也**势不可挡**；因为这是自然衰老的必经过程。另外，我不得不说，瘾君子的情况还会更糟糕。

脊柱的空间本来就有限，椎间盘缩短时，脊柱的空间就变得更加拥挤不堪了。这会导致椎体无法正常移动，进而身体就会出现问题。其实这不难理解，因为骨头之间的"垫圈"不再好用了。例如，如果小关节（还记得吗？）与其他骨头碰撞，就会"发炎"和疼痛——关节炎（如果我们像小猪一样吃东西，炎症就会加重）。这些部位发炎的主因是关节软骨的磨损。另一种情况是由于小关节或脊柱其他部位的问题，有害的压力会施加于椎间盘上（脊柱的空间严重压缩）。图 3.11 展示了各种脊柱的问题。请注意，图中"发炎的关节"就是小关节。之前说过，它们会带来麻烦。

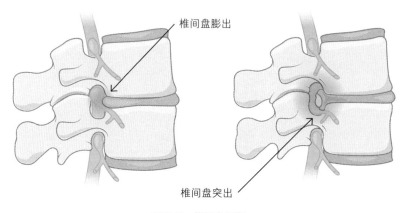

椎间盘膨出

椎间盘突出

图 3.10 椎间盘损伤

如图 3.11 所示，骨刺和椎间盘变薄也会让人变矮。怎么回事我不知道，但它们都不是好事，所以一定要多加注意。

下一个概念听起来特别可怕：椎管狭窄（见图 3.12）。它是指脊柱内部空间变窄。椎管狭窄的病因很多，包括随着时间推移（我们指的是人体的地质时间，差不多是几十年的岁月）发生的一般性磨损。这种变窄也可能是由骨刺、椎间盘突出或椎骨错位引起的。想想你珍贵的脊髓（支配人生的一大束神经），顺着椎管向下延伸。如果椎管的空间变小了，绝对不是好事。

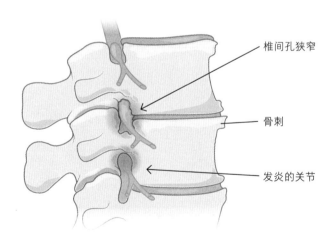

椎间孔狭窄

骨刺

发炎的关节

图 3.11　衰老引起的损伤

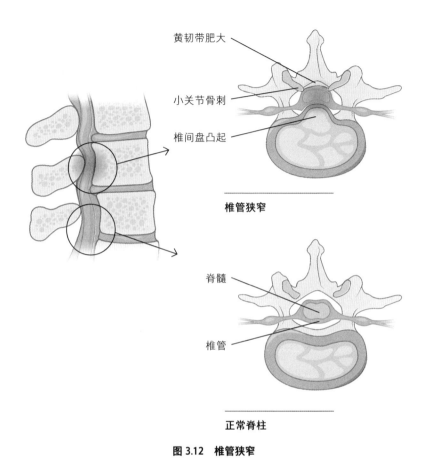

黄韧带肥大

小关节骨刺

椎间盘凸起

椎管狭窄

脊髓

椎管

正常脊柱

图 3.12　椎管狭窄

救治在望

虽然无法阻止椎管变窄这个衰老过程，但是这并不意味着我们完全无能为力。其实，如果我们可以保持良好的姿势和基础运动模式，就能把椎管变窄过程的不利影响降至最低，从而使生活大为改观。告诉大家一个**好消息，脊柱系统中有很多冗余和额外空间**。就是说，脊柱有大量关节、韧带、肌肉、肌腱，以及其他组织，局部受损并不意味着你彻底完了。即使背的某个关节的 X 光检查或磁共振成像结果不乐观，我们依旧有办法让背恢复功能、疼痛消失。你可以运用肌肉的力量稳定有问题的部位，并用其他部位来移动。但这在膝、髋、肘和其他关节无法实现。所以，如果你能做一些关键的改变，比如保持良好姿势，背就会正常运行。但很遗憾，随着年龄的增长，你还是会慢慢变矮。我问过杰里米有没有阻止人变矮的办法，他说："没有！真的没有办法！"唉！我讨厌变矮。

更多坏消息

除了对脊柱造成不良的压力，重力和衰老也会侵害神经从脊柱进出的"孔洞"。人们给这种不正常的状态取了个可爱的名字：椎间孔狭窄症。椎间孔是神经的出入口，当椎间孔变窄而压迫神经时，就会引起疼痛。但是，我们还是要说，良好的行为、正确的姿势以及强有力的核心能抵消这种状态及其影响。即使椎间孔受压，也还有足够空间让神经畅通无阻，只要我们姿势正确，并按照杰里米的方法去做。否则你就会遭受病痛。

　　另外，看到图 3.11 时，你有没有想过，如果一个人拱背，从而把所有压力放在脊柱边缘，会不会使狭窄的椎间孔变得更糟，导致疼痛加剧？是的。很高兴你已经开始思考！随着深入阅读本书，相信你会注意**站直**，随时想到让脊柱**中立**。

　　这就是脊柱漫谈，你不用全部搞懂，这只是杰里米需要你了解的一些背景知识。

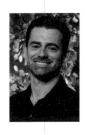

第四章

疼痛的范围：
四位病人的故事

杰里米　撰

　　前面与你分享了我的背痛经历，也许你很熟悉这种经历（其实我希望你从未经历过这种痛苦），接下来我想与你分享另外四个病例，也许你会感同身受。请对号入座，看看自己的背痛属于哪种情况。

健壮的弗雷德

　　阿斯彭的患者大都十分博学，而且身材健壮。当他们发现自己的背痛需要求助专业人士时，还是颇感惊讶。比如最近有一位典型患者，就称他健壮的弗雷德。他55岁，聪明、善良、身材很好。他的严重背痛已经持续了半年：腰一直痛，还有间歇性的剧烈疼痛，大约每两周一次。最近，这种间歇性剧痛的发作频率越来越高，持续时间从几分钟到一个多小时不等，导致他不得不寻求治疗。

我不是他的第一个求助对象。在我之前，他已经尝试了各种疗法，包括常规脊骨神经医师、物理治疗、按摩、Rolfing等。这些方法的确让他的背痛缓解了一段时间，但之后又全面暴发。最严重的时候，他完全起不了身，只能躺着。他也尝试过现代医学，医生建议他做手术。他听说手术并不能根治背痛，所以犹豫不决。在这个紧要关头，他找到了我。

"医生说我有椎间盘退行性疾病，还说从我的磁共振成像结果看，像一个 80 岁的老人！"认为自己患有椎间盘退行性疾病，并且动手术就能治疗，对他来说几乎是一种安慰。他真的被折磨够了。他决定在动刀之前，给非常规医学的治疗最后一次机会。

其实，"椎间盘退行性疾病"是一个术语，用来描述随着时间的推移，椎间盘变短（压缩）导致脊柱发生的一系列变化。从诊断的角度来看，说某人患有椎间盘退行性疾病，其实就等于说某人由于衰老发生了背痛。这可能听起来有点讽刺，但事实的确如此。由于弗雷德看起来姿势良好、身材健壮，我认为他的背痛其实就是自然衰老和错误的重复性动作造成的脊柱老化引起的，比如打高尔夫或练瑜伽等。最终疗效如何，取决于他决心改变的程度。他的情况其实相对比较简单。

如果我讲得太细了，读者会觉得有点难。总之，人体的自然老化过程对脊柱的压缩会造成一些严重后果，比如小关节炎、关节软骨流失、椎间孔狭窄（前面讲过，即神经根进出椎间孔的通道变窄），还可能是滑椎（一节椎骨在相邻椎骨的上方向前滑移）引起的疼痛和身体不稳定，其症状简直和这个专业术语一样令人讨厌。这些症状听起来似乎很可怕，但都是脊柱老化和错误姿势的结果，是我能解决的常规问题。

至于说他的磁共振成像结果看起来像 80 岁，的确比较糟糕。但是我得告诉读者，几乎所有 40 岁以上的人，磁共振成像看起来都很可怕。当我们身体出问题时，个别部位的磁共振成像就会触目惊心，但其实并没有那么糟糕。所以我很少让患者去做磁共振成像检查，除非这位患者有重疾（比如癌症、感染、骨折等）的征兆。磁共振成像检查很少提供我还不知道的信息，比如"患者的身体在逐渐老化，背受到压迫"。当然，实际情况要复杂一些，但大多数患者的结果都是如此。其实，这种现象也在告诉我们，通过改变行为和锻炼，是能治好背痛的。

就弗雷德之前接受的治疗，我向他提了一些问题。他的脊骨神经医师只为他做了一些手法治疗，并没有告诉他需要做任何锻炼。我**知道**这样的治疗是无法根除病因的。而他的物理治疗师似乎也缺乏长远计划——3 个月里，他让弗雷德做 4 种训练，每次都是同样的 4 种，这期间他不曾监督弗雷德，弗雷德也没有任何改善。这两位医师都未向弗雷德提及他的其他活动（运动、健身、锻炼等）。此外，弗雷德做的那些训练也不是我想要建议的训练，因为这些动作对核心肌群的耐力没有任何帮助。我无意轻视脊骨神经医师和物理治疗师，他们中出类拔萃的人才比比皆是。有的医师知道该如何让患者进行训练，而有的并不清楚。我们在后面会告诉大家如何选择优秀的脊骨神经医师和物理治疗师。

弗雷德很喜欢运动，他充满活力，但是我认为他常做的一些运动对背不太好。他经常做瑜伽，定期打高尔夫，还在健身房举重。我说过，他是一个对自己非常负责的人，身材健壮。但是，即便我没有亲眼看过他做瑜伽或打高尔夫，我也知道这两种运动中有一些动作往往会逐渐导致严重的背伤。把瑜伽动作做正确，才会既安全又不伤害脊柱健康；反之，就会导致严重问题。我让他把瑜伽先暂停两个月。之后可以恢复瑜伽练习时，动作要稍加调整。打高尔夫也是一样，它是一项极好的活动。虽然不是很好的锻炼（这跟很多人看法不同），但是能与朋友们一起待在环境优美的地方。从结构上来说，打高尔夫可能会对背部造成伤害，因为球手一直在往同一个方向扭转腰椎。其实，我们可以用不伤害脊柱的方式打高尔夫，但现在，我只是告诉弗雷德，暂停打高尔夫，直到他掌握了良好的姿势和运动模式，可以接受正确的高尔夫训练。（提示：你要学会在挥杆结束时尽量用髋部旋转，少用腰部旋转。）

然后，我请他给我讲了讲他的力量训练计划。虽然这套计划不是最糟糕的，但也相差无几了。他的训练中包含许多**对身体极为不利**的动作。其实，我们在进行大量力量训练时，从背部的角度来看，很多动作可能会对身体造成损伤。这是因为我们过去**接收了很多错误信息。**

以"仰卧起坐"为例，弗雷德一直在做。我们当中很多人也是一样，要么过去经常做这个动作，要么到现在还在做。甚至军队也是近年来才停用这个训练动作。其实，在所有训练中，仰卧起坐对背的伤害最大。我们只需要轻微卷腹（大约离地 10 厘米），就能达到训练核心力量的目的，没有必要把身体卷得像椒盐卷饼一样。做仰卧起坐时，扭转身体，用肘部去触碰对侧膝盖，是最为糟糕的。在我们熟知的动作中，会从根本上损害我们背部的还有不少。我们常用的一些运动器械其实特别危险（不是全部，但有很多）。错误的力量训练盛行，让我非常难受：这些极好的男士和女士，为了拥有健康的身体和强壮的身材，非常努力地训练。但事实上，他们所做的比什么都不做更糟糕。真是可怜又可悲。

最重要的是，弗雷德没有意识到收紧核心，以及增强核心和臀肌力量的重要性——也许是力量训练中最重要的一环。而且他也不清楚，正确的姿势和保持脊柱中立位有多么重要。所以我让他立即暂停所有的力量训练，直到我教会他正确的方法为止。

大块头的萨莉

如果弗雷德属于健身的问题，大块头的萨莉则正好相反。她明显超重（接近 136 公斤），而且在过去的 4 年里没有进行过任何规律的训练计划。她已经接受了 4 次大型脊柱手术，仅在过去 2 年中就进行了 2 次手术，包括脊柱融合术和椎板切除术。脊柱融合术是一种常见的大手术。外科医生会使用硬体将两块或两块以上的椎骨**拴在**一起，防止该关节进一步移位。脊柱融合术的确有自己的独到之处，但我认为不到迫不得已还是不要进行这个手术。脊柱融合术能缓解症状，但如果患者不能做出必要的行为改变，往往几年后又需要**重新接受融合术**，或者出现新的问题。从广义角度来说，它无法**根除**疾病。椎板切除术是个比较小型的手术，外科医生会从椎骨上取下一小块骨头，以减轻对特定神经的压力。同样，它也是个治标不治本的手术。

无论如何，萨莉长期在痛苦中与病症做斗争。她聪明谨慎，并不看好我的疗法。我并不怪她，但我知道她其实是墨守成规。如果她愿意接受我的疗法，那么会大有帮助，但她可能不太愿意听。

萨莉是一位充满魅力的女性，她一手创建了自己的公司并担任总裁，还取得了不错的成就。她是那种大家一见面就会喜欢上的类型，我也自然而然地喜欢上了她。我想这是她成功的原因之一。但她现在肯定遇到麻烦了，她变得易怒，我能理解她。我的患者大都缺少乐趣，因为他们遭遇了太多痛苦。

在我看来，萨莉最基本的问题就是行为的问题。也就是说，她的事业很成功，却没有把自己照顾好。一开始，她的体重增加了不少，这对身体不好。之后，她经历了多次背痛。有趣的是，她对这种疼痛发作的恐惧几乎和疼痛本身一样严重（我非常熟悉这种感受）。她提到，这种痛苦对生意也造成了影响。跟弗雷德一样，她带着近乎傲慢的情绪，念了一串医生给她诊断出的问题。我知道，这些问题还会持续很长一段时间。她患有椎管狭窄、椎间孔狭窄（这也是她接受第二次手术的原因，但后来又复发了）、骨刺（骨头上长出像老茧一样的骨质增生）以及滑椎。

在她做过的 4 次手术中，最近的 2 次是脊柱融合术和椎板切除术。这 2 次手术在一段时间内缓解了她腿的无力以及脚的疼痛，但背痛依旧严重。她走路时，还有间歇性的臀痛和腿痛发作。我们就她术后的物理治疗展开了讨论。她说在物理治疗期间有一些效果，但腰痛总是复发。现在无论她做任何事情都会感到疼痛，行走、坐下、站立等皆是如此。我问她要不要试一下恢复训练，她用嘲笑的口吻说："先生，这是不可能的。"好吧，我们将拭目以待。

我试着让她仰面躺在桌上。她说："让我慢慢来。"这个动作几乎超出了她的能力范围。她太胖了，以至于一举一动都会引起疼痛。她连上桌都困难，也不喜欢这个动作。我协助她，但我只有 68 公斤。我看出她在想：我是不是该找个块头大点儿的治疗师？但最后，我们还是做到了。她在桌上平躺后，我让她屈膝，将双脚平放在桌上。**我在背部痉挛发作那天，就是让自己这样做的。**她说，这样会痛。我没有理会她，让她上下移动双腿，就像原地行走一样，让膝盖靠近躯干。这样做会不会让她背痛呢？当然会。但是——我知道这很狡猾——她已经习惯这样的想法，即我认为她以这个姿势可以移动。她确实可以。然后我说："让我们把动作幅度缩小一点。现在我需要你把脚抬离桌子一点点就行。这样会感到背痛吗？"当然啦！她越来越沮丧。

在后来的 15 分钟里，我改变方式，告诉她如何找到自己的脊柱中立位，她也做到了。接着我让她收紧腹部肌肉，上帝保佑，她最终也做到了。有点离题，说了一些治疗的内容，但我知道，在她的病例中治疗和诊断需要同时进行。

然后我又让她在原地行走，但腹部肌肉要收紧。"这样疼吗?"她惊讶地说:"不疼。"我看到她脸上掠过一丝喜悦!

我告诉她，她已经渡过了最难的关口，开始踏上治愈之路，虽然这条路漫长艰难，但我相信我们会到达终点。"是吗?"她不敢相信地问道。

"是的，"我说，"我相信是这样。可是我无法保证，你还需要做很多工作。既然你已经工作了一辈子，这项工作对你也不会有问题，你会成功的。"她有点怀疑，但露出了微笑。

那就是行走。我解释说，如果她在平躺时能移动双腿，且没有背痛，那么在直立时也能做到。她已经很久不能没有疼痛地走路了，甚至有很多天完全无法行走。我鼓励她再多做一点，但现在她能做的也只是走很短一段路。没问题，我们就从这里开始。

萨莉还有严重的心理障碍 —— 由于任何动作都会引起疼痛，她变得非常害怕活动。所以"静止不动"成了她默认的解决方法。更糟糕的是，她最近的办法是坐在沙发上喝白葡萄酒。从某种程度上说，这起作用，但也是灾难性的。这让她严重超重，对她的生意也造成了恶劣影响。但是，她坐在沙发上喝酒这段时间，的确没有再痛了。所以她成天窝在沙发里，一边喝酒一边工作。我的任务比较复杂，需要让她脱离在沙发里以酒为伴的生活，转而采用**运动**的方法。在这一点上，本书可能不会起什么作用。我对此持谨慎乐观的态度。事实证明，这种乐观是合理的。她是一个骄傲的女人，也有骄傲的权利。我认为这个事实对早期的疼痛缓解可能会起到作用。

疼痛的通路理论

原地行走是许多疗法的首要步骤，关于它有一些趣事。这种疗法之所以能减轻疼痛，其中一个重要的原因是它能让我们以正确的方式收紧腹部肌肉，防止脊柱移动和造成刺激。但还有一个原因，它能让患者把注意力放在运动上，分散患者对疼痛的注意。通常，疼痛会通过神经通路传递到大脑，但神经通路的容量有限。我们进行原地行走时，这种活动向大脑传递的"报告"占据了相当大的空间，堵住了神经通路。留给疼痛向大脑传递报告的空间就变小了，患者的痛感便会减轻。虽然不是所有的疼痛，但的确有相当一部分疼痛不再传递。因此，原地行走的简单动作，发挥了多项作用，阻断了疼痛的通路并减轻了痛感。这个动作听起来微不足道，但确实有效。就像护士在打针之前，会捏住注射点一样，她是为了让我们的神经通路忙个不停，分散我们对疼痛的注意。

我带着萨莉进行了 6 个月治疗，她完成得非常好。虽然我们距离终极目标还有些时日，但她已经大有改善，精神状况好多了，饮酒也减少了。晚间，她能够和丈夫一起在街区散步，没有多少疼痛。她能和孙辈们玩耍，去电影院看电影。她宁愿到办公室办公，也不愿意把所有工作带回家。而且她还在认真进行力量训练！她认为这一切简直就像奇迹，她充满感激之情。那么，她现在完全没有疼痛了吗？还没有。而且，可能她永远都无法真正痊愈。那么她找回自己原来的生活了吗？是的，不管怎样，她几乎回归了正常生活。我希望看到她能有更多进展，她则认为，到目前为止的进展已经非同寻常了。

普通的罗伯特

从健康程度来说，罗伯特属于中等情况。就他的生活方式和性情而言，他是个疯子。与我在阿斯彭的许多患者一样，他是个十足的工作狂，有着超强的阿尔法人格，是个难相处的人。他认为自己是健身者，但他的健身方法是每天一边阅读电子邮件，一边在跑步机上锻炼 45 分钟。我不认为这是健身，而是漫无目的地浪费时间。对于背部有问题的人来说，这样运动完全没用。每天剩下的时间他都在紧张地开会、旅行，尤其是趴在电脑前。最近，他突然感到腰部和臀部有些疼痛，虽然他的情况远没有我本人或本章中其他患者那么严重，但也足以引起重视。他非常讨厌这种疼痛，所以他来诊室找我时，看起来十分焦躁不安。事实上，我的每位患者几乎都是这种状态。

根据他的经历，我诊断他可能是腰椎间盘膨出。还记得这个术语吗？**腰椎**位于腰部，几乎所有的背痛都发生在这里。椎间盘是两个相邻椎骨之间的纤维软骨盘。我得出这个诊断的原因相当直接，你也可以通过下文判断自己是否属于这种情况。我让他稍微做了几个动作，就发现他在**向前弯腰**、坐下和拿东西时疼痛会加剧。而当他站立、**伸展**（腰部稍微后屈）和移动时疼痛会减轻。疼痛会辐射到臀部，一天中时而严重，时而消失。背部疼痛比臀部的疼痛更严重。我认为他就是腰椎间盘膨出（椎间盘的外部纤维大部分仍然完好无损），而不是**突出**或破裂，因为如果那样的话，疼痛会更剧烈，而且很可能会辐射到腿部。

如果疼痛程度随姿势变化，这就意味着疼痛的好转与恶化取决于身体的姿势。他的疼痛有时会在数小时内由剧烈转为轻微，而且他的腿脚没有任何麻木感。患者椎间盘突出时，无论其姿势如何，都会持续疼痛，并伴有腿脚麻木或刺痛。通常腿或脚才是最痛的位置，而非背部。我把诊断告诉了他，并做了解释。他是那种马上就想做手术，把问题立刻**解决**的人。他问："这是个大手术吗？需要多长时间恢复？我应该找谁？什么时间能安排手术？"

　　我让他冷静一会儿，他的情况距离动手术还远得很。我告诉他，椎间盘功能障碍有不同阶段，他的症状还没有那么严重。我这样说，是因为根据我对他的检查，他没有任何神经损伤：我拍了拍他的跟腱，他的脚猛地抽搐了一下，这表明这个部位没有神经损伤。我对他的膝盖也做了同样的动作（我们做体检时医生也会敲击同样的位置），结果也是一样。他的反应正常，所以多半没有神经损伤。此外，他的力量也在正常范围内。

　　如果你有轻微的根性痛，即那种辐射到腿部的疼痛，你应该就医。这可能是神经根受刺激引起的疼痛（将会很严重），也可能是肌肉疼痛。这个分析有点复杂，一本书无法阐述清楚。无论如何，我的结论是，罗伯特没有因为神经压迫而受到任何运动神经损伤，也没有丧失任何力量。在没有严重丧失运动功能或神经没有损伤的情况下，很少需要动手术。

　　请允许我重申一遍：如果涉及肌肉和神经损伤，自我评估就比较棘手了。如果你觉得自己是根性痛的可能性比较大，一定要求助于专业医生。

　　罗伯特没有神经或肌肉损伤，所以他不太可能是椎间盘突出。从某种意义上来说，从当前阶段开始治疗，他已经极其幸运了。当前的疼痛就是一个小警报，提醒他要认真对待脊柱健康。对我来说，就算不能彻底治愈他，也能让他得到巨大缓解。

当然，需要他认真执行治疗方案。

在短期内，我给他的指示与其他人一样。我告诉他应该做哪些事情，不能做哪些事情。我让他继续做有氧运动，但不要期望只靠有氧运动就能治好他的背。我还跟他说，绝对不能再久坐了。他偶尔还会专门坐在一个巨大的球上，以为这样会有所帮助，但其实根本不行。除非能频繁起身和走动，否则不会有帮助，而坐在球上人并不一定会起身和走动。

坐的诀窍就是**少坐**。我们需要时不时站起来，变换一下姿势。坐下时，我们的腰椎间盘所承受的压力比任何其他姿势都要大得多。这不是什么好消息，但人体确实不适合坐姿。所以最好每隔差不多 30 分钟就站起来，四处走动一下。时站时坐就是最大的诀窍。之后，罗伯特最需要的改变就是认真地进行一种与之前截然不同的训练计划，来增强他的核心力量，以支撑他的背部。我知道，他一定会成功。

不幸的丹尼尔

丹尼尔有一些症状，就算改变行为也难以缓解，所以他只能等待接受手术。希望你能仔细阅读他的故事，虽然大多数读者都不太可能有跟他相同的症状，但是如果你发现自己有类似症状，务必要迅速采取行动。你会看到，丹尼尔其实想坚持采用改变行为的方法，而且这并没有让他受到伤害。你可能希望行动更及时一些。但是我必须澄清，如果你跟丹尼尔症状相似，那本书不适合你。至少在这个阶段本书还帮不了你。如果你需要动手术，那么可以在术后阅读本书。因为在术后不进行必要的行为改变，背痛不会得到根治。

丹尼尔今年 35 岁，热爱户外运动。他来找我时，痛不欲生，疼痛从大腿发射到脚踝。这就是我们前面提到的**根性痛**。他的周期性背部痉挛一般会持续数小时或数天。这种疼痛在他运动后突然出现，他最近一次运动是雪地摩托车。自从第一次痉挛之后，疼痛日益严重。据他描述，这种疼痛有烧灼感和电击感，如果 10 级为最高级别，这种疼痛已经达到了 9 级。在这种疼痛开始前一年多里，他有轻度的腰痛。

即便腰部恼人的钝痛持续了很长时间，但他觉得还不需要去看医生。而新出现的剧痛就完全超出了他的承受范围。我给他做了检查，发现他有轻微的足下垂（弯曲脚踝的肌肉萎缩）。我之所以注意到这一点，是因为他无法用脚跟走路，而且走路时他的患足无法抬起来，这就表明有神经损伤。他的腿部还有节段性的皮肤感觉丧失，这也表明神经可能损伤。感觉的节段性丧失意味着特定椎骨或椎间盘有受损情况。人体很有趣：特定部位的感觉是由特定神经根和神经决定的。因此，我们能根据感觉丧失的位置找出是哪条神经路径出了问题。如果足下垂伴随着足背麻木，一般是由于 L5 神经根（第 5 对腰神经）受到了压迫，而且 L5/S1 椎间盘脱出的可能性很大。这些知识稍微有点难，你不需要掌握。

综上所述，发射到腿部的根性痛，以及感觉丧失和足下垂反映的神经功能丧失，均表明这不仅仅是椎间盘膨出，而是椎间盘破裂或突出——内核的胶状物已经到处流动。他一年多的腰部钝痛是由于椎间盘膨出，但发射到腿部的疼痛和神经损伤表明椎间盘已经破裂，可能是在他的雪地摩托大跳跃降落时发生的。他的病情已经发展了很长时间，现在可能真的需要动手术了。

与很多人不同，丹尼尔决定不做手术，他希望通过训练和努力来解决问题。我对此表示理解，但遗憾地告诉他，我很不确定这样做是否能奏效。他仍旧坚持。我说："那好，如果你能忍受疼痛，我就开始为你治疗。"于是我们就这样开始了。

但是，如我所料，治疗过程十分困难。正因为他如此坚决不做手术，我不得不采取了一个过渡步骤——让他去看疼痛医生。但我还是很担心，因为他有可能会永久落下足下垂的毛病，这就太可怕了。治疗几次之后，疼痛还是一如既往，他甚至无法入睡。他尝试了各种止痛药和安眠药，但都不起作用。最后，我说服了他去看神经外科医生，医生让他立即做手术。

我很高兴地告诉大家，手术取得了圆满成功。6 周后，他的背痛减轻了，但好处到此为止。在我们相处的这段时间里，他逐渐明白，外科手术无论多么神奇，都仅仅是一种修理手段，无法彻底治愈他的病痛。所以，手术后 4 个月，他来找我开始进行一些基本训练，以避免自己在一两年之后再陷入同样的困境。他对待一切都很认真，我想他将不需要再接受手术了。

你属于那 20% 的人群吗？

丹尼尔就属于那 20% 我无法帮助的人，至少无法立即帮助。他的病情已经发展到了需要医学治疗的地步，而且很紧迫。那么，你该怎样确定自己是否属于这种 20% 的人呢？

在谈到这个问题之前，我想给大家一些建议。任何背痛都有可能是癌症的征兆，虽然这种可能性极低，但可以致命。所以我会敦促所有的背痛患者，在进行任何治疗之前先去就医，排除这种可能性。

对于其他一些需要寻求医学治疗的情况，请参照以下的症状进行判断：

1. 如果你有腰痛伴随臀、腿或脚麻木，那么需要接受医生评估，以检查是否有潜在的神经损伤。一旦排除这种情况，请回到本书，获得进一步的帮助。

2. 如果你不仅有腰痛，还有肌肉萎缩的迹象，如拖步走、足下垂、绊倒等，就需要就医。肌肉无力是神经损伤的征兆，而且是不可逆转的，需要**立即**去看医生。根据具体情况，这类患者很可能需要回到本书，以获得更全面的治疗。

3. 同样，如果你有腰痛伴随臀或腿的刺痛，那么需要就医，检查潜在的神经损伤。

4. 如果你的腰部剧烈疼痛，且疼痛强度与运动、动作或姿势没有关系，则疼痛可能不是肌肉骨骼问题引起的，需要立刻就医。

5. 如果你的根性痛发射到腿部（通常是穿过膝盖到脚），而且疼痛相当剧烈，就可能是椎间盘破裂。需要立刻就医，还可能需要动手术。

对于需要考虑手术或其他医学治疗的人，本书能帮助术后或治疗后的恢复，以**根除**你的问题。医学手段虽然在某些情况下必不可少，却无法永久治愈病人。对于剩下的大部分读者来说，本书就是解决方法。

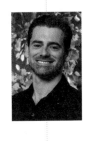

第五章
规则一：
别再做蠢事

杰里米　撰

现在我们来聊聊细节，是关于我在诊室里为患者做些什么以及本书为读者做些什么。为了方便起见，我们把这些方法称为"詹姆斯方案"，简称"方案"。为让"方案"清楚明了、易于遵循，我们将其归纳为 7 条规则（见第 249 页）。读者可以把这 7 条规则看作摆脱背痛的途径，也是 7 个主要标志。

规则一　别再做蠢事

我非常喜欢这条规则，因为它既显而易见，又重要。其实，几乎所有的背痛都是由人们所做的某些蠢事引起的。这并不是说我们智商低。我与美国最聪明的人打过交道，他们和常人一样容易犯这些错误。问题其实在于我们没有被警告过。或者说，我们陷入错误的过程非常缓慢，慢到我们从未察觉。

顺便说一下，我们距离发生根本性改变还有一段时间。在这之前，我们必须先消除疼痛。这条规则主要是让我们停止那些会**直接**引起疼痛的行为和动作。即使这看起来如此明显，很多治疗师和患者还是没有留意到。

究竟是你的哪些行为引起了背痛呢？根据我长期的经验，其实大多数人都能或多或少**想到**自己哪里做得不对。但是人们的第一反应往往是错误的——他们一般会告诉我可能是某些特定的事情，比如"我在床上翻了个身""我弯腰去系了一下鞋带""我坐了很长时间的飞机"等。有趣的是，几乎每个人都以为是这些小事造成了可怕的背痛。可事实并非如此。

但他们的第二反应就好得多了。如果我们再深聊一会儿就会发现，其实是他们自身持续数年甚至数十年的行为习惯导致了背痛。其中最常见的一种，也是我们反复提到的一种情况，就是"我最近总是趴在电脑前"。另一种常见情形是"每次我打完高尔夫（网球、保龄球等）就会出现背痛"，或是"我每次做完力量训练背痛就加剧了"，又或是练完瑜伽之后背痛。所以并不是什么偶然的动作引起背痛，罪魁祸首其实是那些持续了数年的动作。我们只要仔细想想这些动作，就能明白了。而且，这些动作通常很难纠正。

　　我仔细聆听过这些故事，而且我对这些特定的病因都很感兴趣。我必须要说，经过长年的经验积累，我对"敌人"也算是烂若披掌了，你可能会意外地发现，我的方案比较笼统。其实，正是因为我非常了解哪些行为会对大部分患者造成严重问题，所以才采用了最简单的方法，让每位患者立即停止**所有我**列出的行为。之后再根据特定问题给出特定方案，让你回归自己希望的生活状态。这些行为如下：

- 在电脑前坐数小时（详见下文）
- 瑜伽
- 高山滑雪和单板滑雪
- 所有力量训练（不论是否负重）
- 高尔夫
- 雪地摩托
- 网球或其他球拍类运动
- 徒步登山
- 普拉提
- 骑马
- 跑步
- 骑车
- 久坐（车上、飞机上或其他地方）

- 任何会弯曲、扭曲、撞击、压迫背部的行为

这个清单可能会让你感到震惊。但别太担心，我们会让你很快恢复大部分活动，直至全部恢复。前提是你要纠正动作，不再伤害自己的背部。诚然，第一步非常重大，但背痛有多磨人自不必再提。

在电脑前坐数小时

在这些不必再做的蠢事当中，最严重、最难解决的问题就是在电脑前坐数小时。患者会说自己**不能自制**，这是工作，是自己的谋生手段，是生活的一部分等。我当然理解这一点，我的经历已经说明了一切。我也是一名伏案工作者，这样的工作方式几乎断送了我的职业生涯。

所以，我们先来解决在电脑前久坐这个难题。第一步是：每20~30分钟站起来四处走动一下。一开始这个方法很难，可是这样一个简单的行为却能创造奇迹。如果读者循规蹈矩地执行它，就能持续地伏案工作。

主要难点在于人们不能经常起身，他们常说这样做会打断思路，会让自己变得神经质。总之，就是做不到。其实，人们不仅可以做到，还必须这样做。因为久坐只会让问题越来越严重。所以去实践吧！站起来，换个姿势，做点伸展运动，跟其

他人聊聊天——无论如何去做点别的事。根据我的经验，一旦
养成习惯，注意力非但不会变差，还会变得越来越好。所以，
不要管能不能做到，先试着去做。对于很多人来说，这是至关
重要的第一步。

其他技巧

买一张站立式办公桌也能起一定作用。但请记住，站立并
不是解决方法，动起来才是。在站立式办公桌上工作，你更容
易四处走动。但千万别搞错了，整天保持同一站姿与保持同一
坐姿同样有害。关键不在于站立式办公桌，而是**活动和改变姿
势**。有的人认真地接纳了这个建议，去买了跑步机办公桌，这
样他们就能一边办公一边很慢地走。我还没有尝试过。

你也可以尝试坐在一个大健身球上办公。这本身没有什么
好处（甚至可能会导致更错误的姿势，造成严重问题），但坐在
球上让你更容易活动起来。如果喜欢就试试吧！

最简单、有效的办法，就是每半个小时左右站起来走动一
两分钟，或者时不时改变一下坐姿。我不想引起读者误会，如
果你的坐姿本来就很好了，可以时不时弯腰几分钟，稍微变换
一下姿势。但是，如果你的坐姿本来就糟糕，那就一定要先纠
正姿势，保证在大多数时候都能保持良好坐姿。在坐着时无论
怎么动都行，哪怕偶尔低头垂肩一下。最重要的是要动一动，

比如时不时交叉一下膝盖、伸伸腿、把肌肉绷紧 20 秒、向后倾斜、打开髋部前侧、向前俯身但不拱背。这样不仅感觉会很好，而且会很有效。只要能动，任何理由都行。

为什么活动这么重要呢？因为我们需要防止"蠕变"这种严重问题的发生。

蠕　变

蠕变，听起来就不妙，实际上也如此。蠕变是指由于人自身的不当（静态）行为，导致身体在短时间内发生**变形**。如果人体的某些部位长时间承受了本不该其承受的压力，就会发生不良的变形。当你长时间久坐时，会使背部的组织处于"静态屈曲"状态，背部组织就会逐渐变形、拉长，导致脊柱不稳定，使得椎间盘和关节直接承受有害的负荷。"重复屈曲"也是一样：你做一些重复性工作时，会反复弯腰（比如修剪花园或错误的举重）。保护脊柱的肌肉和其他组织会松弛、变形，直接引起疼痛并造成长期性损伤，还会让你在站立时面临潜在危险。在脊柱不稳定且肌肉组织还未恢复到正常状态时，就提举重物，可能会让脊柱严重受损，而且这是一种更持久和严重的伤害。这就是蠕变，很糟糕。

想想你的身体在没有蠕变时的行为 —— 保持着良好的姿

势。人体脊柱保持中立位（稍后会详细讲解）时，脊柱上及周围的肌肉、肌腱、韧带和关节囊都会处于一种坚固、紧绷、平衡的状态。反过来说，它们也支撑着身体，为脊柱提供支持，让其保持稳定并处于中立位。这个系统相当庞大、复杂。支撑脊柱的肌肉，尤其是椎骨上及周边被称为"多裂肌"的小肌肉，带有多个**机械感受器**（小型感觉器官），会对物理和机械刺激（如触摸或负荷）产生反应。这些小家伙能通过**反射**使脊柱处于安全位置。这种反射不同于膝跳反射（当医生敲打我们的膝盖骨下方时）这样的大型反射，但十分类似，只是范围小得多。这些小家伙的作用非常大，它们会引起肌肉张力和关节刚度的迅速变化，使脊柱位置和肌肉力量发生微小调整，以防止脊柱过载。在人体中这些重要的活动一直都在进行。

再想想身体的蠕变，就像一根橡皮筋被拉得太长，而且逐渐变得满是灰尘、松弛，直至失去弹性。肌肉会发生蠕变，肌肉力量的不平衡会致使相关部位的关节也变得不稳定。最后，控制反射的神经系统也会受阻，它们会传递错误信号（甚至不传递信号），人体的变形会更加严重。保持背部在适当位置的小肌肉和相关神经组成的整个系统，都会被破坏，背部也不能幸免。

蠕变本身就会引起疼痛。首先，这是因为当关节周围的小肌肉感觉某些部位有严重问题时，会发生痉挛以维持现状和保护不稳定的关节。痉挛会引起疼痛。其次，一个本身就不稳定的关节是无法承受压力的，否则会发生严重损伤，比如椎间盘突出或韧带扭伤等，也会产生疼痛。

最后，蠕变让人误以为某个突发动作才是背痛的诱因。举个很好的例子：假设有一位消防员，静静地在消防站坐了 10 个小时。在这期间，他的坐姿不太好，而且由于一直保持着这个坐姿，身体发生了蠕变。突然，火警铃声响了，他迅速顺着消防滑杆溜下去，奔赴火场。在现场，也许他拿起了一根超重的水管，或是抱起了一个昏迷的伤者。由于他的背已经发生了严重蠕变，又以这样的姿势托举重物。背痛把他击倒在地，他还以为是自己的剧烈运动造成的。从某种角度看，这也没错，但蠕变才是真正的罪魁祸首。而且，也并不是只有在消防站里久坐后出警才会导致这种疼痛。你在电脑前坐一整天，然后再从地上拾起略重的东西，也会出问题。但无论是消防员还是你，疼痛的根源都并不是拿重物，而是蠕变。蠕变是随着时间推移发生的。发生蠕变并不需要太长时间，在办公桌前坐上一整天就够了。随着时间的推移，蠕变会导致你的背部变形，使它不能发挥原本的功能。

如何避免蠕变？

我在前面讲过，最好的办法就是每隔二三十分钟起身活动一下，这是一种短期解决方法。从长远来看，我们也需要做一些认真的锻炼，增强核心的力量。在这之前，你必须学会让脊柱保持中立位，这是关键。我们没办法一次性解决所有问题，现在先让自己动起来。

其他会触发背痛的行为

当然，久坐并不是背痛唯一的原因，尤其是当各种交替出现的懒散和久坐结合起来时，正如之前提到的消防员。所以我们既需要克服懒散，又要停止做一些会触发背痛的动作，比如高尔夫这种特别受欢迎的运动。为什么呢？让我们假设一下，有一天你去打高尔夫，这个运动的基本动作会让整个身体——尤其是腰部——在挥杆击球时剧烈地离心旋转。你的腰部为这个动作准备好了吗？其实并没有。而且腰部从来都没有准备好，因为它天生就不适合那样的旋转。我们需要学会用髋部转动身体才行。别担心，髋部会很好地发挥作用。

那么雪地摩托和网球呢？还有其他类似运动呢？由于这类运动太多，我们就不在书中逐一讲解了，但相信你已经明白我们的意思。

其实，并不是整个运动都会引起问题，而是几个动作。比如力量训练，它对身体健康有益，希望你能坚持进行这项运动。

但大多数人都不知道应该如何正确进行力量训练，以至于适得其反，产生灾难性后果。比如，健身房里时常会有一些人挣扎着用过重的哑铃练习二头弯举。如果你用心观察就会发现，他们弯腰拱背、晃动身体，试图举起哑铃，全程哼哼唧唧，发出各种噪声。这对脊柱来说简直是一种灾难。如果你需要前后移动身体来举起重物，说明重量过大。利用向前移动臀部和弯腰来产生动力，是对腰椎最致命的伤害。类似这样的坏习惯在健身房十分常见，简直数不胜数，我就不逐一列举了。希望你最好暂停所有对背部有潜在伤害的活动，直到你更了解自己背部工作的原理之后，再逐渐恢复这些活动。

所以，你的生活并没有完蛋，生活中的乐趣也不是一去不复返了。当然，在纠正动作的阶段，这些有趣的活动需要暂停一下。之后，你可以真正回归到自己喜欢的运动中去。但肯定不是在本周，甚至需要等好几个月。你必须先让背部痊愈，学习一些新的行为，同时必须增强核心力量。然后，就可以带着全新的自己回到旧的活动中去了，背部也不再疼痛。

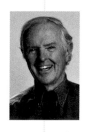

第六章

地质作用

克里斯　撰

　　前面我们谈了很多细节问题。现在我们把镜头往后拉一点，让视角更广阔一些。我再强调一下基本观点：人体背部的特定部位会出现一些非常特殊的小问题，比如椎间盘受压迫、神经受压迫、肌肉痉挛等。实际情况是巨大的压力作用于全身，**尤其是背部**，但只会以某个特定问题的形式**表现**出来。所以真正治愈背部并避免长期疼痛的唯一方法，就是从根源上解决这些巨大压力。

　　为了让我们讨论的问题更加直观，请想想地质作用是如何塑造出大陆，又是如何将山脉拆成碎石的。令人难以置信：诸如风雨和连续的冰冻这样较小的力量，真的会让山脉崩塌。相对于山脉而言，这些力量真的微不足道。然而，长年累月，终能水滴石穿。

　　这意味着什么呢？其实，人体（尤其是背部）也会经历类似的过程。刚开始，生活中的细小行为——比如懒散地坐在电脑前、弯腰提举重物、站立时颈前伸——不会产生什么影响。即使数月乃至数年，身体也不会有明显反应。长期错误的姿势对小孩背部并无大碍，但时间和压力最终还是会赢。久而久之，长期伏案会让背部不堪重负。然后，哪怕不正确地拾东西这种小事，都会让人痛得打滚。日积月累的"地质压力"会作用在脊柱上，逐渐将人的身体摧毁。

　　现在你可能会认为，既然如此，那我们无论做什么都是徒劳——几十年后，光是重力就会严重损伤我们的背。但有趣的是，事实并非如此。如果你正确使用自己的身体，尤其是脊柱，它就能承受 90 年，甚至 100 年的重力和其他"地质"压力。只要你能用正确的方法站立和移动，让脊柱保持中立位，并采取有效措施，维持支撑脊柱中立位的核心强壮有力，你的背部就能保持健康 100 年。这既令人惊叹，又让人充满希望。**只要保持脊柱中立位，维持核心强壮，停止错误行为，你就能一辈子经受住这些地质压力。**

　　只要我们着眼于整体，就会发现人体所承受的基本压力主要有两种。第一，古老的重力，它占了很大比重。第二，动作给身体带来的压力，尤其是有规律的重复性动作：比如自然下蹲和起身、从地上或架子上拿东西。我特别要指出的是基本的屈曲、伸展、旋转动作，比如我们转动身体去取身旁、低处或高处的东西，网球的发球动作，高尔夫的击球动作，以及全神贯注进行力量训练时从地上举起重物，做仰卧起坐、平板支撑等。

我们的基本观点是，如果你的姿势不良，仅仅是重力就能摧毁你的背部。但**动作**才是真正的罪魁祸首，尤其是负重的动作。这里的负重是指除体重以外的任何东西，诸如捡起的东西或提举的重物。**如果你旋转腰部而不是髋部来扭动身体捡起地上的物体**，那就不妙了。如果你提举的物体重达二三十公斤，受伤的概率就会以几何级数上升。再加上不断重复这些动作，比如每周在健身房有两天都在做错误的训练，受伤的概率就会变得相当大。我必须提醒读者，做错误的力量训练，比不做训练更有害。我、杰里米、比尔**经常看到**一些人生悲剧——长年累月认真进行错误的力量训练的年长男女。即使他们的肱二头肌和股四头肌大得惊人，他们也不能以运动员或普通人的方式运动——几乎**无法运动**！由于他们一辈子都在用错误的姿势负重训练，背部以及大部分关节都严重受损，健身器械锻炼不到的小肌肉已经萎缩了。比尔和杰里米挽救了很多这类人士，**但是**需要进行多年的矫正训练才行。

我们再来看看几个会造成问题的动作和姿势，然后用地质时间（就人类而言，差不多是数十年）想象它们如何对我们产生作用。举两个简单的例子：图 6.1A 中的女士正在抬起一个重物，她姿势良好，脊柱处于中立位。虽然我们看不见，但其实她在抬重物前已经"锁定"了自己的核心来保护背部，而且核心还很强壮。当她以这个姿势起身时，臀肌会发挥主要作用，这样很好，因为这本来就是臀肌的功能。这个抬重物动作造成的压力会均匀分布在核心肌群和脊柱表面。如果重量和次数合理，她未来可以持续用这个姿势抬起重物，而不会有问题。

　　然后，我们再来看看图 6.1B 中这位可怜的女士。她也想抬起地上这个重量差不多的物体，但她基本上注定要受伤。因为她抬重物时弯腰拱背，压力直接集中在脊柱的**外缘**，致使椎间盘和椎骨的外缘受力过大。这两位女士有两点不同：第一，**脊柱在中立位的女士比另一位女士能多承受 40% 的重量**（假设两

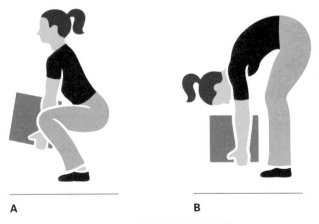

A　　　　　　　　　　　　**B**

图 6.1　正确和错误的抬重物动作

人健康状况和力量都旗鼓相当）。这个差距相当大。有趣的是，每一位奥运举重运动员和其他专业的举重运动员都十分清楚这一点，所以他们对保持脊柱中立位一丝不苟。但像我们这些业余爱好者，就往往不太注意这个问题。

第二，真正关键的问题是随着时间推移，她俩会分别出现不同的情况。姿势错误的（拱背）女士让自己的椎骨和椎间盘**边缘**承受可怕的压力，导致脊柱的健康状况日渐恶化。而另外一位女士则不会出现问题。

这两个例子有些极端，但即便不是这样极端的行为，在**日积月累**后，也会对你产生严重的影响。比如我们反复提到的最常见的行为——懒散地趴在电脑前。这个行为当然不会像错误提举重物那样带给背部大量有害的压力，但是**时间**会产生效应。长时间保持这个动作，也会对背部造成像错误提举重物一样的损害。再想想地质作用。与狂风暴雨比起来，绵绵细雨的确需要更长的时间才能侵蚀山体，但最终结果是一样的，山体总会有崩塌的一天。人体也是如此，如果你一直不停地做蠢事，终有一天会痛得在地上打滚——糟糕至极。

是不是真的只有笨蛋才会一直做这样的蠢事呢？显然不是。我们**所有人**在电脑前工作时，都太随意了。我认识的一位背部治疗专家犯过与大家同样的错误，他就是杰里米·詹姆斯！请记住，生活中还有很多不太引人注意的不良行为。比如，有一天你脚上的关节有点发炎，每走一步都很痛。于是，你不假思索地微调了一下走路方式，立马就舒服多了。问题是，这种微小的调整也稍微改变了髋部的运动方式。这个小小的改变会造成严重的后果。你走路的方式有点不同以往了，使腰部承受了一种不健康的压力。除了错误的姿势之外，这也是导致背部错位的常见原因之一。随着时间的推移，随意的脚步调整和髋部运动方式的改变，就会慢慢把身体搞垮。并不是笨蛋才会犯这些错误。每个人的错误都稍有不同，其中一些是先影响髋部，再影响背部，也有一些是先影响肩部，再影响其他部位。

心脏科医生

写下这段文字时，我和杰里米正在阿斯彭组织一场为期5天的沉浸式静修（以"明年更年轻"为主题）。今年的嘉宾之一，是一位魅力十足的心脏病专家，我和杰里米都非常喜欢他和他的夫人（一位护士）。他为人正派，颇有智慧，却深受颈背痛的困扰。想想看，他算是极聪明、受过美国顶尖医学教育的人之一了，又是行业翘楚，却还是陷入了可怕的困境——他的背部已经动过两次手术。而且，如果医生说他需要再动一次手术，我和杰里米都不会感到意外。为什么会如此呢？

原因在于他工作太忙了。工作期间，他不会有意识地去关注自己的姿势。我们知道，造成背部问题的原因很多。但对他来说，原因是他终年都在做的一件事——俯身在某种诊断仪器上，还必须按照规定穿着**沉重的铅围裙**。就这样，多年来他一直专注地趴在诊断仪器上，脖子上挂着沉重的围裙。如果这样背都不出问题，那就怪了！但是，动手术是无法根治的。医生！你必须脱下铅围裙，让身体站直才行。这真让人难过，这位医生可是一位天才！

他给我们讲述了自己早期的问题。他刚开始背痛时（我们认为多半是铅围裙的问题），他去看了医生并接受了手术。那位外科医生得出了正确的结论，他的（直接）问题就是椎间盘突出。外科医生的解决方法是，切掉了一些压在椎间盘上的椎骨，同时还从椎间盘中间抽出了一些液体，使椎间盘缩小。问题"解决"了，他的背痛缓解了 8 年时间，效果好得令人吃惊。但很不幸，这个手术并没能让问题得到根本解决，他的背痛复发了。这次问题出现在不同的椎间盘和椎骨，他接受了**第二次手术**。问题再一次得到了暂时解决。但是杰里米观察过他的走路姿势，看过他做比尔·法布罗奇尼的热身运动。很明显，他的背部仍旧是一团糟。如果他不改变自己的行为，问题永远都得不到根本解决。我们认为他可以做到。刚才说过，我和杰里米都非常喜欢他，杰里米希望能与他一直保持联系。而且这位医生本人非常聪明。他听了我们讲述的整体的概念之后，很快就明白了是什么意思。局部治疗，包括前两次大型手术，其实达不到治愈的效果。整体的概念以及**改变自己的行为，是完全不同的**。我认为他和杰里米这次一定能根除背痛。让我们拭目以待吧！

相信你对背痛已经有了相对全面、深入的了解，现在，我们一起来解决这个烦恼吧！

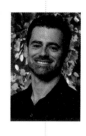

第七章

规则二：
保持稳定才能痊愈（脊柱中立位）

杰里米　撰

假设你已经对整体的概念有所了解，也开始识别对背部有害的行为，并且尽量避免这些举动。那么，治疗的好时机到了。**毕竟你的腰部遭受了长期的伤害，是时候让腰椎固定，这样它才能慢慢恢复。**

我在这里打一个不太恰当的比方：饱经折磨的背部，跟发生骨折的四肢比较类似。骨折发生后，医生会给骨折部位打上僵硬的石膏，以免这个部位再次遭受撞击或扭曲，让这个部位有充裕的时间痊愈。背部也是一样，只是不用那么夸张地给整个躯干都打上石膏。我们能做的，就是向你展示如何正确地移动，以有效地固定腰部。这并不容易，但肯定有效。记住，如果你固定腰部，背痛就会逐渐痊愈；反之，它就会愈演愈烈。

我所说的固定腰部，到底是什么意思呢？我并不是说，你不能坐下、行走，或是脱离正常生活。我是说，你必须要认真地让脊柱始终**保持中立位**，这是整个治疗的核心，也是康复之后你生活的重点。接下来我们会讲到在生活中如何做到和保持脊柱中立位。

脊柱就像一台精心设计的机器，但内置有许多冗余。与膝或肩受伤不同，脊柱中的关节出现问题时，其周围的结构能"帮忙"承担一些负荷，让人还可以差不多正常地生活，感觉不到疼痛。如果把不良姿势（和错误的动作模式）所产生的压力去除，大部分背痛患者的脊柱仍旧有足够的"空间"让其回归正常生活。比如脊柱上让神经进出的椎间孔的大小仍足够让神经通过，只要你没有用糟糕的姿势来挤压这个区域，那么是不会感到疼痛的。同理，被压扁的椎间盘仍旧有足够的缓冲，用以支撑脊柱的正确对位（但不是扭曲或变形的脊柱）。

中立位是指脊柱从头到尾的"问题负荷"最小时所处的状态。本书的某些图片中，问题负荷的例子可能较为极端，但是即便真的遇到这种问题负荷导致的关节和神经根发炎，在经过一段时间的休养（即让脊柱处于中立位）之后，炎症也能逐渐消退。尽管这类人为损伤比较严重，只要患者保持脊柱中立位，还是很有可能在只有轻度疼痛，甚至无痛的状态下继续生活。

学会保持脊柱中立位并不简单，要始终保持这种状态则更困难。但脊柱中立位就如同为身体打石膏，打了石膏之后身体才能痊愈。下再多功夫学习都是值得的。并且它不仅能治愈背部问题，还能让你收获惠及一生的方法。

好的，步骤一是理解脊柱中立位的概念。步骤二是学习如何找到并把脊柱锁定在这个位置，然后是学会永久保持这个姿势（我们会在第九章讲解）。

脊柱中立位是一种姿势，在这种姿势下，脊柱能在发挥其功能时承受最小的压力和负荷。如果背部已经受到了损伤，脊柱中立位就是让脊柱最少遭受新的损伤或疼痛的姿势。

对大多数人来说，图7.1中左侧的身体代表脊柱中立位，另外两个都不是。

请注意在正确姿势中腰椎所呈现的平缓曲线。对于多数人来说，这就是脊柱中立位的样子。如果某人本身已经有退行性病变，或是天生的畸形（很少见），脊柱中立位则可能会看起来不同。即便每个人的身体都不相同，普通人的脊柱中立位也与图7.1左侧的人体相似。这就是在日常生活中身体需要保持的姿势，也是疼痛最轻微的姿势。重申一次，对于大多数人来说，让脊柱保持中立位是基本的行为改变。几个月之后，你会非常自然地保持这个姿势，几乎不会刻意去想自己是不是在脊柱中立位。在我们的生命中，"肌肉记忆"是一种很神奇的现象。我们只要刻意让脊柱保持正确姿势，经过一段时间的适应，肌肉就会产生记忆。你只需要确保肌肉足够强壮，能发挥它的功能就行了。

如何既能保持脊柱中立位，又做一个充满活力、经常运动的人呢？方法就是用核心支撑脊柱，并最大限度地增加髋部而非腰部的活动。正如克里斯在第六章中所述，我们的基本规则之一是**不应弯曲和旋转腰部**。而你也无须这样做，你只需要运用髋部，就能进行旋转和弯曲动作，完全不需要用到腰部。

读者可能会问：腰椎具有一定的活动范围难道不重要吗？答案是并不太重要。至少，对于严重背痛的患者来说，这是最不重要的因素，应该在疼痛停止之后再尝试腰椎的活动。大多

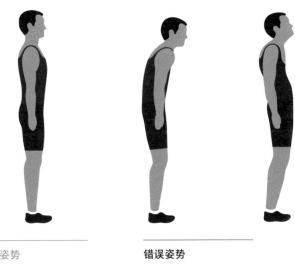

正确姿势　　　　　　　　**错误姿势**

图 7.1　脊柱中立位

数经历过经常性的严重背痛的患者，其脊柱已经遭受了严重损伤。患者常常会有两种复合性损伤：第一，椎骨关节磨损，活动受限（僵硬），继发于骨关节炎和退行性病变；第二，由于韧带过伸、肌肉萎缩，腰椎椎骨关节过度活动（松弛）。通过支撑和"锁定"腰椎来保护脊柱，并把运动方式从腰椎的运动轴完全转变为髋部和肩带的运动轴，这些问题就能得到最好的解决。最终，你可以采用非负重的方式进行一些柔和的腰椎活动范围训练。我们稍后会讲到的猫式／骆驼式训练就是为了这个目的。柔和的腰椎活动范围训练，其实是有必要的，这样做能减少椎节和椎间盘之间的摩擦，促进关节的滑液分泌，为椎间盘提供营养。例如，人行走时，需要腰椎关节之间能有一些自由度（三四度的旋转）和协调的肌肉收缩，以增强稳定性，并为椎间盘和关节提供必要的润滑和营养。为了治疗背痛，我们建议尽量减少腰椎活动，尤其是在疼痛消失之前。如果疼痛消失了，你也只能做一些健康、无负重、非重复性的腰椎运动，比如行走必需的运动和猫式／骆驼式训练。如果你曾出现过背痛，脊柱的稳定性、核心耐力、髋部灵活性、核心和臀肌力量对于维持健康的脊柱来说就要重要得多。在日常生活中，做到腰部不旋转、不过度活动就可以了。只要习惯运用髋部来做这些动作，背痛复发的风险就会大大降低。

找到脊柱中立位

虽然对某些人来说，找到脊柱中立位并非易事，但每个人都能做到。请平躺在地面上，膝盖弯曲，双脚平放在地面上。尽量放松，缓慢呼吸。然后我们来做**骨盆倾斜**。

首先，尽量让腰部贴紧地面（见图 7.2 上），尾骨微微上卷，这个动作称为"骨盆后倾"。接着，拱起背部，让腰部离开地面（见图 7.2 中），让尾骨指向地面（称为"骨盆前倾"）。然后，慢慢将这两个动作来回做几次（见图 7.2 下）。在两个极端（背部放平或拱起）之间，找到感觉最舒适的位置并保持住——这就是脊柱中立位。可能需要多尝试几次，但这其实并不难。

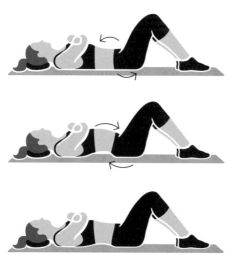

图 7.2　找到脊柱中立位

保持这个姿势一会儿。你才找到这个重要的位置，需要加深印象。由于每个人身体先天的解剖结构不尽相同，因此人们的脊柱中立位也并非一模一样。大多数人处于脊柱中立位时，腰部都会呈一条平缓的曲线。患有椎间盘突出的人，脊柱中立位会显得弧度更大（臀部拉伸得更多）；患有椎管狭窄的人，脊柱中立位可能比图中更为扁平。别担心自己找不到这个位置，对你来说，感觉最舒服的位置就是脊柱中立位。随着疼痛和炎症的消退，你的脊柱中立位会变得跟大部分人差不多。

你需要一直注意自己是否处于脊柱中立位，直到这个姿势成为你的默认姿势（"肌肉记忆"占据主导）。

接下来，我们会讨论如何维持脊柱中立位。但在这之前，克里斯会讲一讲，为什么我们之前很少听说过这些概念。

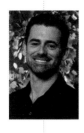

第八章
规则三：
支撑自己

杰里米　撰

现在我们来谈谈在各种场景中保持脊柱中立位。无论如何，你应该稍微收紧核心，以把脊柱**稳定**在中立位。这种感觉，就好比你的核心随时准备好接住一个下落的橘子，或是有人轻拍你的肚子。我们希望，随着时间的推移，你在移动时能（毫不费力地）时刻保持核心稍微收紧的状态。也就是说，你一定要增强自己核心的力量和耐力才行。不用担心，我们会讲解如何锻炼核心。简而言之，始终保持脊柱中立位，稍微收紧核心，就是本书最根本的知识。只要不断增强核心的力量，你就能轻松地始终保持脊柱中立位。

请再一次找到脊柱中立位，并用核心使其保持稳定。核心足够强壮，才容易稳定脊柱。无论地质作用有多强大，保持这个姿势，你就能经受住各种挑战。因为这样才是脊柱和核心发挥其功能的正确方式。

身体的自然负重带

我们来重点讲解一下核心肌群。为了方便理解，你应该了解一下基础概念。读者们不需要研究这些部位的名称，但要了解它们是如何工作的。

首先是韧带。韧带与核心肌群一起，作为梁和扶壁，支撑着脊柱这个灵活而富有弹性的"塔楼"。如果没有韧带和核心肌群，脊柱就会像一条软软的链子，不具备稳定性。幸好，人体有很多韧带，它们发挥着出色的作用。这些韧带不仅是一条条自上而下的粗线状组织，它们还在脊柱上形成复杂而精妙的织网，使局部得到稳定。

然后是肌肉。人体有一层层纵横交错的肌肉，支撑着脊柱，使其保持稳定（第三章已讲过，请自行回顾）。读者是否注意到，有的举重运动员在举重时会系上又大又重的腰带？你不需要买这些东西，因为你的自然负重腰带——核心肌群已经足够了，只要你激活核心肌群，运用它们，并使它们保持良好状态。我们的一项主要工作就是告诉你如何去做。

如果你以正确的方式激活核心肌群，就能减轻背部椎间盘和关节的压力，并让身体锁定在脊柱中立位，从而在不引起背痛

的情况下进行日常生活、活动、锻炼。通过一些训练，你能够在脊柱中立、稳定的状态下走路、骑车、游泳、举重、旋转、爬楼梯，以及做几乎其他所有事，没有疼痛或者只有轻度的疼痛。

这里涉及另外一个关键步骤——如何让核心"参与"（见图 8.1）支撑脊柱中立位。请平躺在地上，膝盖弯曲，双脚平放在地上。采用之前我们说的技巧，找到脊柱中立位。

请轻轻收紧腹部的肌肉。你需要用到深层的肌肉，而非表层肌肉（所谓的"6 块腹肌"）。要想正确收紧这些深层肌肉，最简单的方式就是想象有人要往你的肚子上扔一个橘子。现在收紧腹部，等待橘子落下。顺便说一下，不要收得太紧，到最大收缩幅度的 20% 左右就可以了（**这就是为什么我让你想象扔过来的是橘子，而不是保龄球**）。为了检验自己是否做得对，请把手放在髋骨内侧，手指指向腹部。把手指轻轻向腹内按压。做这个小动作的目的，是让你真实地感受核心的收紧。

让我们正式开始吧！请你留意一下，自己收缩肌肉时，能保持正常的呼吸频率吗？如果不能，可能你收缩的是隔膜而非腹部肌肉。当你收缩那些肌肉时，肚子会鼓起来吗？如果是，

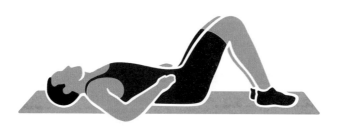

图 8.1　让核心参与

那就是过度用力了（想想上厕所时的那种紧张吧）。再试试看。保持腹部收紧的同时，多呼吸几次。对于那些需要额外帮助的人，可以试试以下形象化的方法。根据我的经验，不同的方法可以对不同的人起到帮助作用。例如，因为这些肌肉位置较深，读者可以试想在排尿时尝试停止排尿。是否有帮助？试想如果有人在挠你的痒痒，你会怎么办？你不至于把尿憋回去，对吧？你只会轻轻地收紧腹部肌肉，这就是我们要达到的效果。如果还是不确定自己做到没有。别担心，我们来做一点测试，看看你做得怎么样。

让我们挑战一下脊柱中立位。记住，本书的主旨之一是让你学会**尽量减少腰椎的运动，最大限度增加髋部和肩部的运动**。我们进行下一个训练之前，请记住这个主旨。

注意事项

针对背痛的训练绝不应该让背痛加剧！你使用不熟悉的肌肉时，可能会有点疼，但绝对不会导致背痛持续加剧。如果任何训练让你的背痛加剧或发射到其他部位，立刻停止训练。或者是你的动作有误，或者是动作幅度过大，又或者是重复次数过多施加了太多阻力。还有可能是这种训练不适合你。训练时背痛该怎么做，我们会在书中给你指南。

脊柱中立位的空中漫步

我在前面描述自己的背痛经历时，曾提到过这个训练。此时，你应该已经（或重新）找到了自己的脊柱中立位，并能激活核心来支撑和保持它。很好，现在我们来做一些动作，这些动作需要保持背部不动，只用髋部运动。

第一步 平躺，找到脊柱中立位。

第二步 核心收紧。

第三步 保持核心参与，同时慢慢让一只脚抬离地面，保持膝盖弯曲，既不要让腰椎拱起，也不要让腰椎压平在地板上（如果你的脊柱中立位本身就是压平在地板上的状态，也没关系，只是在做这个动作时不要再进一步往下压了）。如果你不知道自己的背部是否在动，把一只手放在腰下面，看看自己做腿部运动时它是否在动。

第四步 把脚放回地面。接下来的动作比较难：集中精力从一只脚换到另一只脚，换脚时要保持核心收紧，你不应该感到躯干从一侧移向另一侧。如果不确定，记得把手放在腰下面。如果确实感到身体移动过多，请重新再试一次。

第五步 把这些动作组合起来。试着用一只脚慢慢地"漫步"，然后再换另一只脚，不能移动腰部。

第六步 重复10次。

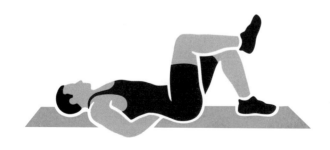

这个简单的训练对解决背痛大有帮助，**非常值得**认真学习和练习。

疑难解答

- 做这些动作时，你的背痛吗？如果背痛，应立即停止，全身放松。你需要重新找到脊柱中立位。如果还是痛的话，很有可能这并不是你的脊柱中立位，请重新找到自己的脊柱中立位（见第 91 页）。如果没有疼痛，继续往下读。

- 如果你在平躺时能找到不会引起疼痛的位置（那就是脊柱中立位），基本上就能够在无痛状态下进行空中漫步。然后，只要稍微努力，就能在无痛状态下行走、移动、进行日常活动。刚开始时，你的脚可能只能抬离地面几厘米。没关系！你的力量和活动范围会随着自己核心的增强和脊柱稳定性的提高而增大。请务必让自己保持在无痛的活动范围内。

- 部分患者可能需要较长时间，毕竟我们努力让患者改变的是长年累月养成的习惯。这种改变不可能一蹴而就。坚持这一训练，直到自己能在无痛状态下完成这个动作。有时，在做这个动作前，你需要有一定的力量基础。

脊柱中立位的空中漫步，同时进行肩部运动

如果你在进行上面第一个训练时，还是会感到疼痛，或是无法保持背部不动，就请暂时不要进行下面这个训练。已经准备好的读者，可以继续往下进行了。

第一步　平躺，找到脊柱中立位，像之前一样收紧核心。

第二步　这次，保持腿部不动。手臂以肩为轴前后移动，每次动一只手臂。实际上，这应该比移动腿部要容易一些。请务必确保背部不动。

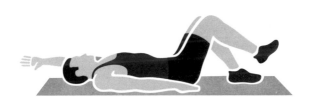

第三步　现在，试着加入腿部动作，腿和相对的手臂一起移动，同时保持脊柱中立位。

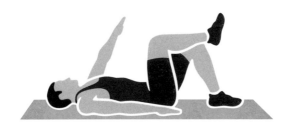

第四步　重复 10 次。

第五步　如果感到疼痛，请参照之前的说明，只进行腿部动作。

不论你的初次尝试是否取得成功，请继续往下读。如果你暂时无法完成训练，就准备好之后再来尝试一次。

你终于学会了吗？**恭喜你！**你刚刚掌握了如何**保持脊柱稳定。**这是本书关键的概念之一。你学会了如何在用髋部和肩部运动时，保持腰椎不动。如果你能在地上平躺时做到这一点，再努力进行一些训练，你在直立时也将做到这一点。你能看出其中的底层逻辑吗？我们正在努力，一切都在**你**的掌控之中。

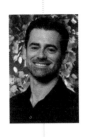

第九章

规则四：
训练核心

杰里米　撰

　　现在，你已经学会了如何找到和锁定自己的脊柱中立位。接下来你需要开发维持这个姿势和让脊柱永久远离损伤的工具——至关重要的**核心耐力训练**。如前所述，核心肌群是指肩部与髋部之间所有的肌肉，包括整个躯干前后左右的肌肉。**这些肌肉必须以同等力量同步活动，支撑脊柱并安全地把原本有害的负荷从脊柱分散出去。**因此，你不能只训练腹肌，而必须训练所有肌肉。并且，你必须学会用同等力量来使用所有肌肉。链条中的任何薄弱环节都会导致整个系统失效和脊柱受伤，进而引起背痛。也就是说，你应该做全身训练。

　　在这里，简要说明一下我们的目标：**耐力**训练比**力量**训练更重要。**耐力**是指一块肌肉或一个肌群在**长时间**保持收缩、对抗阻力的能力。**力量**是肌肉在**短时间**内发挥最大力量的能力。请思考一下，为什么耐力对核心肌群更为重要？我们运用这些肌肉来维持姿势和核心支架的频率有多高？没错，一直都需要。对于核心肌群来说，能够在一天中一直保持适度收缩（大约20%），比在几秒内产生的最大限度收缩要重要得多。

要培养耐力，就要**每天**锻炼核心肌群。一旦养成习惯，每天只需要10～15分钟。用这点时间来换取一生没有背痛，还是相当划算的。此外，如果清晨醒来时有背痛，大多数人做完训练后会**感觉格外舒服**。这听起来有点不可思议，但即使你很痛，还是去做训练吧。特别提示：你可能有数年时间一直做着各种各样具有损伤性的代偿动作。如果你在做本书中的训练时没有集中注意力或没有思考动作，就很有可能采用同样的代偿模式。例如本该用臀肌发力时，你却用腘绳肌或背部肌肉发力等。请务必注意这个提示，并严格按照指导进行训练。用错误的动作模式训练只会让这些错误更加固化，从而使背部的问题加剧。

增强核心肌群耐力最好的办法，是进行10～15秒的等长收缩。所有雄心勃勃的读者请注意：即使你能让收缩时间保持得更久，也要按照上述建议的时间去做才行。持续的时间并不是越长越好，时间过长反而会造成伤害。

短时爆发

研究表明，等长运动（如平板支撑和侧平板支撑）的前 10 ～ 15 秒，是肌肉纤维最大限度募集的时间。之后，患者开始疲劳，会对椎间盘、韧带和关节施加更多的压力，甚至可能引起刺激和炎症。运动中的患者难以察觉到这种肌肉疲劳和关节刺激的过程，所以记住我们的话：只做 10 ～ 15 秒就停下来。否则，久而久之，运动过量会导致背痛加剧。研究表明，这些短时间的等长"爆发"运动与长时间耐力运动相比，能让耐力同等程度地增长，但伤害更小。

在进行具体训练之前，我们先来重温几个普遍原则：

- 在所有训练中，你都应保持脊柱中立位和核心支撑，除非另有说明。

- 注意！训练时永远不要走神，而要集中精力完成。想想自己在做什么，思考动作。之所以需要这样，一半是为了改变你的行为，它们关乎动作和姿势。每天做这些训练，不仅可以增强力量和耐力，还能提醒你如何正确地保持和支撑脊柱中立位，并以此姿势进行所有活动。

- 至于训练次数和时长，我们的建议仅供参考。如果你的身体状况很差，可以在一开始减少训练时间或次数。背部训练不应让背痛加剧。如果出现这种情况，需要缩减训练时间和次数。如果还有背痛，请回到第七章和第九章，重新找到并保持脊柱中立位。如果多次尝试某项训练还是会感到疼痛，就放弃这项训练。因为个体差异，这项训练可能会对你的脊柱不利。

- 你需要区分肌肉疼痛和损伤性疼痛。一般来说，如果你在训练中感到疼痛，一定要停止训练。如果疼痛消失得很快（几秒钟），则可能只是激活不常用的肌肉时发生的疼痛。只要疼痛没有越来越严重，就可以继续训练。如果停止训练后，疼痛还会持续几秒钟，则有可能是更严重的问题，比如关节或神经发炎。你需要立即停止训练，回到脊柱中立位，再重新尝试一次。

每日的七项训练

你逐渐习惯这些日常训练后，这些训练将会伴随你一生。从现在开始，请每天进行这些训练。我强烈建议你在早晨训练。但是，请不要一起床就开始训练，否则会增加椎间盘受伤的风险。你需要在训练前四处走动一下，比如吃点早餐或喝杯咖啡之后开始训练，结束后再去上班。你可能会问，会不会有点难？

一开始当然是有点难的。但一段时间之后，这会成为一种习惯。

每天以训练开始，既让人愉快，又有很多益处。

训练一

脊柱中立位的空中漫步，同时进行肩部运动

　　我们在第八章（见第 99～100 页）讲过这个动作。请读者每天早上提醒自己关于脊柱中立位和核心支撑。按照步骤训练。

　　重复 10～20 次，直到自己觉得能在不移动背部的情况下，移动手臂和腿。如果感到疼痛，就只做腿部运动。务必全程保持脊柱中立位（见第 97～98 页）。

训练二

臀　桥

　　臀桥能帮我们达成几件事：唤醒臀肌、增强脊柱稳定性、增强核心前后方的肌肉耐力与力量，还可以作为深蹲（稍后会讲）的准备动作。

　　请按照如下步骤练习臀桥：

第一步　仰卧，手臂放在身体两侧，膝盖弯曲，两腿分开与髋同宽。

第二步　找到脊柱中立位，收紧核心以锁定它。

第三步　勾脚，前脚掌离地，脚后跟贴地，如图所示。

第四步　夹紧臀部，想象有一枚硬币夹在臀部中间。

第五步　这一步比较难：保持腰部不动，用臀肌使髋部和躯干抬离地面。做这个运动时，千万不能让椎骨"一块接一块"地逐渐卷起来，而是相反，让躯干作为一个整体一次性抬起，同时保持脊柱中立位。腰部不能有任何运动。

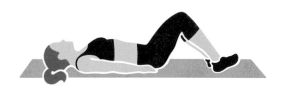

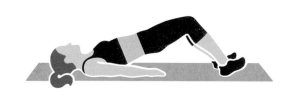

第六步　保持 5 ～ 10 秒（这个时间仅供参考，尽量坚持，以 10 秒为目标）。你应该感到臀部两侧肌肉发力均匀。

第七步　保持脊柱中立位，让背部以整体回到起始位置。再次提醒，务必不要让椎骨"一块接一块"地逐渐放下。

第八步　重复第二步到第七步，做 5 ～ 10 次，以 10 次作为长期目标。

疑难解答

- 如果发生腘绳肌（大腿后方的肌肉）痉挛，则在将髋部和躯干抬离地面之前，轻轻地将脚向远离身体的地面推。

- 如果发生膝盖疼痛，则在将臀部、躯干抬离地面之前，将膝盖轻轻向外打开。

- 如果无法保持脊柱中立位，则在将髋部和躯干抬离地面时降低高度，几厘米就差不多了。在之后几周逐渐达到标准的臀桥。

- 如果无法感觉到臀肌发力，请阅读第十二章后再进行下面的退阶训练。

- 如果训练时背部疼痛，则需要进行下页的臀部收缩退阶训练。进行几天或几周之后，再重回臀桥训练，并严格按照指导进行。如果背部仍有疼痛，则可能患有脊柱疾病，比如严重的椎管狭窄会导致你对脊柱拉伸非常敏感。如果是这种情况，这个训练可能不适合你。

常见错误

进行臀桥训练时，背痛患者最常犯的错误就是不用臀肌抬起髋部，而是用腘绳肌。如果发生腘绳肌痉挛，就说明没有充分使用臀肌。如果出现这种情况，就需要阅读第十二章，进行"唤醒沉睡的巨人"训练，然后回到臀桥训练重新尝试。

退阶训练

臀部收缩

进行臀桥训练时，如果你的力量不足，或难以控制自己的身体，无法正确完成一个臀桥动作，可以从臀部收缩开始。

第一步 仰卧，双臂放在身体两侧，膝盖弯曲，两脚分开与髋同宽。

第二步 找到自己的脊柱中立位，收紧核心以锁定中立位。

第三步 夹紧臀部，想象臀部中间有一枚硬币，确保硬币不会掉下来。

第四步 坚持 10 秒。

第五步 做 10 次。

进阶训练

单腿臀桥

一旦你学会了臀桥，并能在背部没有任何不适的情况下，相对轻松地完成，就可以尝试单腿臀桥训练，但**不是**非练不可。一定要根据自己的脊柱状况和健康水平来判断。进阶训练适合于相当健康，以及打算频繁进行各种运动和户外活动的人群。

第一步　遵照臀桥所有步骤。

第二步　一旦你的髋部和躯干离开地面，就要格外小心确保核心尽可能稳固。

第三步　缓慢向空中伸直一条腿，不能让同侧髋部和躯干下垂。伸展这条腿时，应该感到另一侧的臀肌在起着稳定作用。

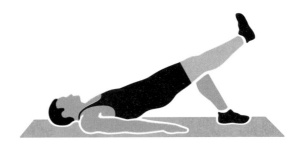

第四步　保持 5~10 秒。

第五步　慢慢将这条伸直的腿恢复到膝盖弯曲的起始位置

（不要降低髋部和躯干，保持臀桥姿势和脊柱中立位，直到脚回到地板上）。

第六步 缓慢将髋部和躯干作为一个整体下降至地板起始位置，不要让椎骨"一块接一块"地逐渐放下。

第七步 换腿，重复第一步到第六步。确保自己在做腿部伸展前，已经进入了完整的臀桥，并且锁定了核心。

常见错误

• 我们进行单腿训练时，为了让动作更简单，很容易会不自觉发生髋部向一侧旋转的情况，千万要避免这样做。全程务必保持两条大腿一直处于平行状态。如果做不到，则说明你的力量还不足以完成这个动作。

• 对于腿部伸展和还原，确保自己在做腿部伸展之前，已经进入了完整的臀桥，并且锁定了核心。同样，在把腿收回来的过程中，也要确保这个姿势不变，然后再把躯干慢慢放回地面的起始位置。

• 不要抬高伸直的那条腿的大腿。确保两条大腿处于平行位置，使用臀肌来保持骨盆稳定。

训练三

卷腹和平板支撑

由于这两个动作的功能非常相似，所以把它们放在一起讨论。有些人无法做到平板支撑，也没有关系。如果想回到能进行剧烈运动的状态，平板支撑的确会有帮助；如果是为了消除疼痛，卷腹就足够了。这两个动作的目的是增强腹壁、臀肌、背阔肌的耐力和力量，以及增加脊柱的稳定性。对于大多数背痛患者而言，很难一开始就有足够力量做好平板支撑。所以，在这之前需要做一段时间的卷腹训练。

卷　腹

首先，请区别卷腹和仰卧起坐。已经有研究表明，仰卧起坐对脊柱非常危险。常规的仰卧起坐是把身体从仰卧状态拉起来，直到进入完整的坐姿。这个动作会对腰椎间盘施加危险的负荷。如果想要实验让椎间盘突出的方法，仰卧起坐是一个极佳的选择。与仰卧起坐不同，卷腹不允许腰椎活动，我们在做卷腹时必须让腰椎全程保持中立。

第一步 仰卧，手臂放在身体两侧，膝盖弯曲，两腿分开与髋同宽。

第二步 找到自己的脊柱中立位，收紧核心以锁定它。

第三步 把手放在后脑勺。但如果肩膀不适，把手放在舒适的位置即可。

第四步 轻轻将下巴内收，形成"双下巴"，全程保持这个姿势。

第五步 慢慢、小心地抬起肩胛骨和头，离地2～5厘米即可。适度收紧腹部肌肉，但腰不要过平或凸起。保持脊柱中立位，做起来有点难。在不移动腰部的前提下，让肩部尽可能远离地面。当你能做得很好时，距离地面也不应超过10厘米。

第六步 坚持5～10秒，以10秒为目标。

第七步 慢慢回到起始位置，保持腰部不动。

第八步 重复第一步到第七步。重复5～10次，以10次为目标。

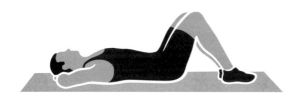

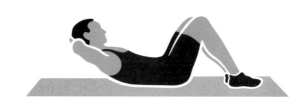

疑难解答

有的人脖子会痛。首先，你不应用手拉动头部。手臂和手的作用只是为头部和颈部提供一点支撑而已。在开始训练前，应尽量让下巴内收，以带动颈部深层屈肌来支撑脊柱。如果还是无法缓解颈部疼痛，那么进行退阶训练。

常见错误

- 做这个训练时最常见的错误是腰过平或前凸（危害更大），避免这些错误至关重要。它们会导致脊柱不稳定，就完全违背了我们训练的初衷。细节真的很重要！

- 下巴突出。如果每次卷腹下巴都朝向天花板，就意味着你的颈椎不稳定，而颈伸肌群在发力。每次做动作之前请确保下巴向内收。

退阶训练

腹部收缩

在腹部有足够力量做卷腹之前，请坚持做这个训练。

第一步　起始姿势与臀桥相同。

第二步　将一只手放在腰下方，另一只手放在肚脐旁边的髋骨前侧。

第三步　收紧腹部肌肉，但腰不要过平或前凸。你的一只手应该感到背部静止不动，另一只手应该感到腹肌在发力。

第四步　坚持 5～10 秒，以 10 秒为目标。

第五步　重复几次，直到感到疲劳为止。

进阶训练

平板支撑

　　一旦你掌握了卷腹，并能在无痛和保持腰部静止的状态下轻松地完成这个动作，那就试试平板支撑吧。平板支撑是个很棒的训练，能让核心的稳定性、耐力和力量与日俱增。部分人（特别是患有严重椎管狭窄的人）可能永远无法做平板支撑。没关系，先试试看。如果平板支撑不适合你，那就坚持卷腹训练即可。由于很容易做错，你一定要紧跟指示做平板支撑的动作。

第一步　俯卧，前额着地，双臂肘部弯曲，掌心朝下，放在身体两侧地面上。

第二步　找到自己的脊柱中立位，收紧核心以锁定中立位。

第三步　收缩臀肌，并拢双脚。

第四步　肘部在肩正下方，用前臂和膝盖作为支撑，抬起身体。

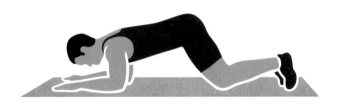

第五步　以前臂和脚趾作为支撑，抬起膝盖。

第六步　将前臂向地板"牵引"。换句话说，把前臂同时向地板上压和向脚推。前臂不能移动，只是向下压和向后推。这会让你感到背阔肌和下腹部肌肉在更强烈地收缩。

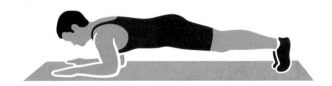

第七步　坚持 5～10 秒，以 10 秒为目标。

第八步　先慢慢将膝盖放回地面。不要让髋部和骨盆先着地，否则会拉长背部，引起疼痛。

第九步　重复第一步到第八步 2～5 次，以 5 次为目标。

疑难解答

- 有人腰部会痛。我们会发现，即便方法正确，还是有部分人做不了平板支撑，否则会加剧背痛。如果是这种情况，就放弃平板支撑，坚持卷腹训练。但是，首先要确认自己是否的确做不了。例如，如果出现腰部疼痛，试试让臀部再抬高一点（因为可能是臀部有点向下沉，让背部拉长）。抬起膝盖之前，要确保核心肌群已经充分参与。最后，要确保收缩臀肌，以支撑腰部。如果这些都尝试过了，仍旧做不了平板支撑，就放弃这个动作，坚持做卷腹即可。

- 有人肩部会痛。请确保前臂向下压、向后推。这个动作会用到肩袖肌群。如果尝试之后还是不行，请进行退阶训练。

常见错误

- 脚和腿部没有并在一起，会导致臀肌发力更困难。

- 背部抬高而髋部下沉，这会引起椎管狭窄或脊柱小关节综合征患者背痛。

- 忘记把肩膀向后拉、前臂向下压、下巴内收，这会增加肩颈的压力，引起肩颈疼痛。

膝盖平板支撑

如果你觉得卷腹太简单，但还没能力做平板支撑，就试试膝盖平板支撑。

第一步　俯卧，前额着地，双臂肘部弯曲，掌心朝下，放在身体两侧地面上。

第二步　找到自己的脊柱中立位，收紧核心以锁定它。

第三步　收缩臀肌，并拢双脚。

第四步　肘部放在肩正下方，以前臂和膝盖为支撑，抬起身体（见第 116 页）。

第五步　把前臂同时向地板上压和向脚推。前臂不能移动，只是向下压，向后推。这会让你感到背阔肌和下腹部肌肉在更强烈地收缩。

第六步　坚持 5～10 秒，以 10 秒为目标。

训练四

动态腘绳肌拉伸

注意事项

这项训练可能会刺激活动性神经根病患者的症状，比如严重的腿脚痛、腿脚麻木或刺痛。如果你有这些症状，请务必谨慎行事，你可能做不了这项训练。如果这项训练加剧了腿部或背部的症状，那就暂时跳过它，等症状缓解之后再做。

动态腘绳肌拉伸有助于提升髋部的柔韧性，也能增强你在腿部活动时保持脊柱中立位的能力，还能加强核心的耐力和力量。

第一步　平躺，找到脊柱中立位。
第二步　收紧核心以锁定脊柱中立位。

第三步　弯曲一条腿，脚平放在地面。伸直另一条腿，脚背屈（脚趾向上翘）。

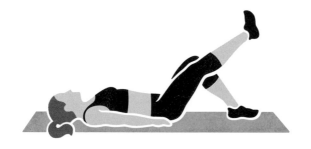

第四步 小心将伸直的腿抬起，同时保持脊柱中立位。换句话说，确保腿抬起时腰部没有向地面压平。为了检查是否做到，请把一只手放在腰下，感受自己的动作。在保持脊柱中立位的前提下，尽量把腿往上抬。

第五步 每条腿重复 10 ～ 20 次。可以尽量多做，直到自己感觉已经适度拉伸了腘绳肌，并让核心得到了锻炼。

常见错误

抬腿时，很容易把腰部向地面压平。记住，这些训练的重点之一就是要学会保持脊柱中立位。如果为了能更快地完成动作，牺牲脊柱的稳定性，就得不偿失了。在不压平腰部或弯曲膝盖的前提下尽量抬高腿。随着训练的增加，腘绳肌的柔韧性会越来越强。

训练五

侧平板支撑

　　侧平板支撑能锻炼核心两侧的肌肉，如腹斜肌、臀中肌和腰方肌。这个动作非常重要。虽然大部分人不太喜欢这项训练，但是请不要放弃，背部太需要它了。很多读者一开始无法做这个动作，因为他们的核心力量非常弱。别担心，对于这部分人我们会有一些简单的退阶训练。

第一步　侧卧，用前臂支撑身体，肘部位于肩膀正下方。另一只手臂暂时放松。将下方手臂的肩胛骨收向脊柱和臀部，让背阔肌参与。

第二步　臀部稍微后倾，比肩部和脚靠后一些。

第三步　上脚放在下脚前面。

第四步　找到自己的脊柱中立位，收紧核心以锁定它。

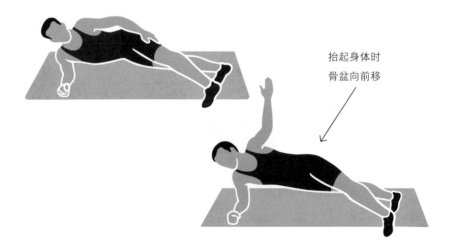

抬起身体时骨盆向前移

第五步　慢慢抬起臀部，让身体从肩膀到脚呈一条直线，与做平板支撑一样。这样做是为了避免发生脊柱向侧面弯曲。这个动作和臀桥一样，只是换成了用身体一侧进行。换句话说，我们抬起身体时，骨盆向前，从刚开始向后倾的臀部变成挺直的臀部，避免了脊柱向侧面弯曲。

第六步　如果可以的话，请抬起上方的手臂指向天花板，掌心向前，同时将肩胛骨向脊柱和臀部收。

第七步　坚持 5 ～ 10 秒，以 10 秒为目标。

第八步　慢慢"向后坐"回起始位置，让臀部依旧向后置于肩部和脚部的后面。再想想臀桥的动作，侧平板只是换成了用身体一侧进行而已。

第九步　身体每侧做 2 ～ 5 次，以 5 次为目标。

疑难解答

- 肩膀疼痛。如果你肩痛，一定要留意第一步。肘部是否位于肩膀正下方？在抬起身体之前，有没有把肩胛骨拉向脊柱和臀部？如果觉得自己的动作是正确的，但肩膀还是感到疼痛，试着用另外一只手帮助支撑肩膀。

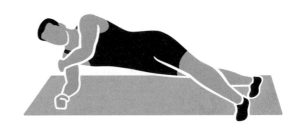

- 如果依然疼痛，请进行下一页的退阶训练，直到肩部力量足够强大为止。然后，几周后再做尝试。

- 背部疼痛。如果做这个训练时腰痛，试着重新找到脊柱中立位。试试让腰部稍微更平或拱背，看看疼痛是否会缓解。若疼痛消失，那个位置就是你的脊柱中立位。如果背痛没有缓解，那就试试后面的退阶训练，几周后再重新尝试这个动作。

- 腹部下方疼痛。由于这个动作需要这些部位的肌肉参与，所以很可能是正常的肌肉酸痛。如果训练停止后这种疼痛很快就消失了，那就基本上没问题了。

常见错误

- 身体在起始位置从肩到脚呈一条直线，然后从那个位置直接抬起。这种姿势会对脊柱造成潜在有害的压力。你应该做的是：身体在起始位置时，臀部向后一点，抬起身体时，臀部逐渐向前，直到身体呈一条直线。

- 上方肩膀前倾。训练全程务必确保身体垂直于地面和天花板。

膝盖侧平板

如果无法进行侧平板支撑，那就试试膝盖侧平板。

第一步 侧卧，两腿整齐地叠在一起。

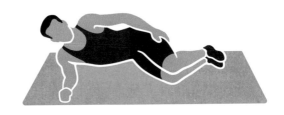

第二步 膝盖弯曲呈 45 度角，臀部稍微向后，从空中俯瞰，臀部应比肩和脚稍微靠后一些。

第三步 找到自己的脊柱中立位，收紧核心以锁定它。

第四步 肘部置于肩膀正下方，前臂放在地板上。另一只手臂保持放松，放在任何你感到舒适的位置即可。

第五步 将下方肩胛骨拉向脊柱与臀部，并锁定其位置。

第六步 慢慢抬起臀部，同时将其前移，让膝盖到肩膀形成一条直线，就像平板支撑一样。想想臀桥训练，这个动作只是换成了用侧身进行而已。这是一个臀部运动，需要避免脊柱向侧面弯曲。

第七步　如果可以的话，将上臂向上举向天花板，掌心向前，同时将上方肩胛骨向脊柱和臀部拉。

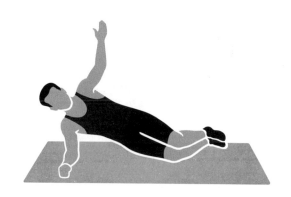

第八步　坚持 5～10 秒，以 10 秒为目标。

第九步　臀部落地，小心地回到起始位置，同时保持核心支撑。

第十步　重复 2～5 次，以 5 次为目标。

侧平板变式

如果你不能做膝盖侧平板，试试这个变式（臀部停留在地面）。几乎人人都能完成这个版本。几个星期之后，再试着做膝盖侧平板。

第一步　侧卧，用下方的手（也可以使用枕头）支撑头部。

第二步　把上方的手平放在腹部前方的地面上，作为支撑。

第三步   找到自己的脊柱中立位，收紧核心以锁定它。

第四步   以髋关节为轴点，慢慢、小心地抬起大腿和小腿。

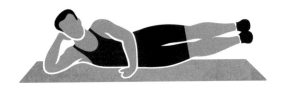

第五步   坚持 5~10 秒，以 10 秒为目标。

第六步   小心地将腿放回起始位置，同时保持核心支撑。

第七步   每边各重复 2~5 次，以 5 次为目标。

进阶训练

绳索侧平板

对于能轻松完成侧平板支撑的人，如果想进一步增强体能、提高脊柱稳定性，并愿意在训练过程中增加一点挑战，可以尝试下面这个进阶训练。

第一步   做这项训练你需要一条弹力带、一根橡胶管、一个哑铃或一台绳索器械。

第二步   最开始，请设置小的阻力或重量。

第三步   做侧平板支撑，抓住绳索的握把或其他器械。

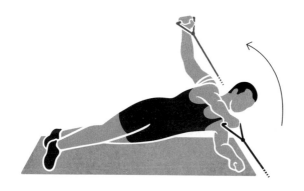

第四步 在不旋转躯干或移动臀部的前提下，伸直上方手臂，并将肩胛骨尽量向后、向下拉向脊柱和臀部。活动的部位是肩关节，活动范围在肩胛骨和脊柱之间。你应让整个手臂都呈一条直线。

第五步 一侧重复 10～15 次，然后换另一侧。

训练六

猫式 / 骆驼式

　　好吧，这是本书**唯一**一次让你忘记脊柱中立位和稳定性。本训练的目的是在无负重的状态下锻炼腰椎和胸椎的灵活性。这个训练也会帮助你掌握在使用手掌和膝盖支撑身体时，如何找到脊柱中立位（如训练七）。

　　双手和双膝着地，双手位于肩膀正下方，膝盖位于髋部正下方。肩胛骨向后、向内收。为了能更好地理解这个动作，想象你看着某人的背部。你会看到他的左右肩胛骨分别以逆时针和顺时针方向旋转，同时还在向下运动，让他的胸挺出。

第一步　保持颈椎中立。眼睛应看向地面，而非前方。

第二步　慢慢、小心地让肚子往下沉，使得腰部凹陷呈曲线。下沉深度应在你感觉舒适的范围之内。

第三步　慢慢、小心地把中背、腰部往上推，只能推到感觉舒适的程度。

第四步　不要以为这是一个拉伸动作。在第二步和第三步的动作间来回移动，增加脊柱的灵活性。不要强求，进行这项训练时不应感到疼痛，而应该感觉舒适。

第五步　在背部上下活动时，请留意让你感觉最舒适的位置。在接下来的训练中，这将是你的脊柱中立位。

第六步　重复 10 次，确保呼吸顺畅。

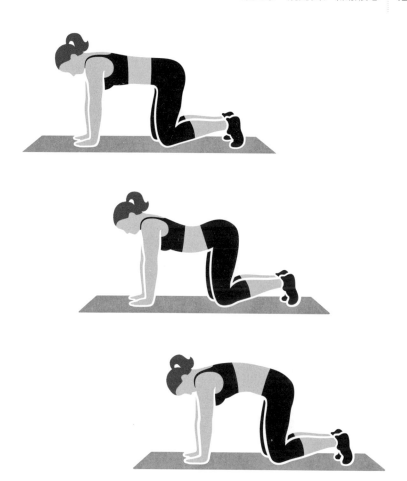

训练七
鸟狗式（对侧手臂、腿伸展）

对侧手臂、腿伸展，也称"鸟狗式"，是治疗背痛最有效的训练。可惜的是，这也是最容易做错的训练。

这个训练旨在达到以下目的：（1）当脊柱承受不同方向的不同负荷时，增加脊柱稳定性；（2）增加包括背阔肌在内的背部伸肌的参与度、耐力和力量；（3）增加臀肌参与度、耐力和力量。如果做得正确，这个训练具有相当的美感。

第一步 双手和双膝着地，双手位于肩膀正下方，膝盖位于髋部正下方。将肩胛骨向后、向内收。

第二步 保持颈椎中立。眼睛应看向地面，而非前方。

第三步 通过猫式／骆驼式找到脊柱中立位。

第四步 让核心参与，锁定脊柱中立位。

第五步 慢慢、小心地将一条腿往后推，脚后跟发力，保持脚趾指向地面。确保不拱背，全程保持脊柱中立位。

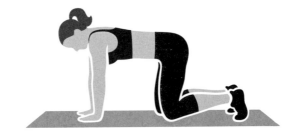

第六步 同时，慢慢、小心地向前伸出那条腿对侧的手臂，手掌张开，拇指在上。一旦手臂完全伸展，将肩胛骨向后收。你需要激活的是背阔肌，而不是肩膀上方的肌肉（上斜方肌）。

第七步 坚持 5～10 秒，以 10 秒为目标。努力使伸展手臂的背阔肌和伸展腿的臀肌达到最大的参与度。交换另一对手臂和腿，但背部要保持不动。

第八步 每侧各重复 10 次。

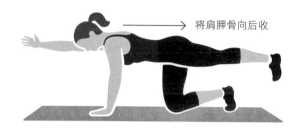

将肩胛骨向后收

疑难解答

- 肩颈疼痛。你在伸展手臂时没有用背阔肌，而是用了上斜方肌，就会导致肩颈疼痛。你应确保自己在起始位置时，肩胛骨已经后旋。

- 背部疼痛。请确保自己用核心支撑脊柱中立位。如果这无助于缓解疼痛，就进行退阶训练。

- 膝盖疼痛。请加一个枕头或垫子在膝盖下。

常见错误

- 肩内旋，掌心朝下。这样会导致背阔肌难以参与，损失这个训练不少有益的作用。

- 脚趾指向后方。这样会导致臀肌难以参与腿的伸展，也损失这个训练不少有益的作用。必须确保脚趾指向地面。

- 腿伸展时拱背或肩屈曲时伸颈。如果你的脖子或腰部在动，则意味着你没有保持脊柱中立位。如果你无法完成这个动作，先进行退阶训练，然后再返回这个训练。

- 快速地重复练习，而非进行等长控制。这个训练的目的是增强耐力，缓慢移动和等长控制是必需的。

退阶训练

四足肩屈曲

如果你无法做鸟狗式，疑难解答也解决不了问题，请尝试下面这个更简单的训练，之后再返回鸟狗式。这个训练的目标与鸟狗式一致。

第一步　双手和双膝着地，双手位于肩膀正下方，膝盖位于髋部正下方。肩胛骨向后、向内收。

第二步　保持颈椎中立。眼睛应看向地面，而非前方。

第三步　通过猫式 / 骆驼式（见第 128 页）找到脊柱中
　　　　立位。

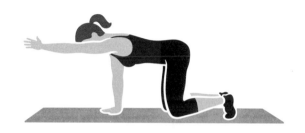

第四步　让核心参与，锁定脊柱中立位。

第五步　慢慢、小心地向前伸出一只手臂，手掌张开，拇
　　　　指在上。一旦手臂完全伸展，将肩胛骨向后、向
　　　　内收。你需要激活的是背阔肌，而不是肩膀上方
　　　　的肌肉（上斜方肌）。

第六步　坚持 5～10 秒，以 10 秒为目标。

第七步　两手交替，每侧做 10 次。

第八步　一旦你能经常在无痛状态下完成这个训练，就可
　　　　以做四足髋部伸展了。

四足髋部伸展

　　这是上一个训练的后续训练，如果你能无痛、轻松地完成

它，就可以再尝试完整的鸟狗式训练了。

第一步 双手和双膝着地，双手位于肩膀正下方，膝盖位于髋部正下方。肩胛骨向后、向内收。

第二步 保持颈椎中立。眼睛应看向地面，而非前方。

第三步 通过猫式／骆驼式（见第 128 页）找到脊柱中立位。

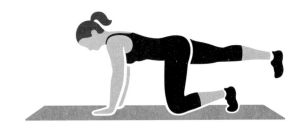

第四步 让核心参与，锁定脊柱中立位。

第五步 慢慢、小心地将一条腿往后推，脚后跟发力，保持脚趾指向地面。确保不拱背，全程保持脊柱中立位。

第六步 坚持 5～10 秒，以 10 秒为目标。

第七步 两腿交替，一共做 10 次。

第八步 一旦你能无障碍地完成这个训练，再回去试一下鸟狗式（见第 130 页）。

进阶训练

如果你能够轻松完成鸟狗式，或许想要尝试一下进阶训练，以进一步改善脊柱的健康和稳定性。

波速球对侧手臂、腿伸展

这个训练可以增加你在动态活动和运动（如滑雪、骑车或在不平坦的地面上跑步等）中保持脊柱稳定的能力。

第一步 你需要在波速球上完成这个动作。我们常常在健身房里看到这种奇怪的半球形充气训练器械，它一面呈球形，通常是蓝色，另一面则是平面。请在波速球旁边放一个 2～5 厘米高的踏板或类似物体。

第二步 双膝跪在波速球上，双手放在踏板上，如下图所示。

第三步 做对侧手臂、腿伸展（见第 130 页）。

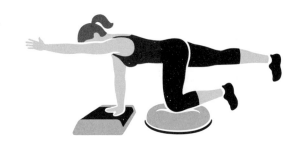

第四步　你会发现，在不稳定的波速球上进行这个动作，
　　　　会让训练更具挑战性。

对侧手臂、腿伸展及移动

这个训练能进一步增加脊柱的稳定性和核心的控制力，同时会着重训练髋部和肩部孤立于脊柱移动。

第一步　做对侧手臂、腿伸展（见第 130 页）。

第二步　在手臂和腿伸展时，务必确保核心完全锁定。

第三步　在脊柱和躯干不动的前提下，以髋关节为轴心，
　　　　腿部进行绕圈运动。

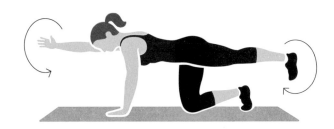

第四步　同时以肩关节为轴心，手臂进行绕圈运动，注意
　　　　不要移动躯干。

第五步　做 10 圈之后交换手、腿。

第六步　交替做 10 次。

好了，以上就是每日的七项训练。如果你需要一段时间来掌握这些训练，不用担心；如果一开始做完训练的时间要半小时以上，也不用担心。一旦你熟悉了这些训练，每天只需要 10 分钟就够了。

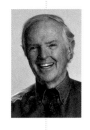

第十章

压力与背痛

克里斯 撰

我最后一次修改本章那天，《纽约时报》刊登了约翰·E.萨诺的讣告。他在《别了，背痛》(*Healing Back Pain*)中宣称，背痛其实是心理原因造成的。我认为这一点恐怕缺乏证据支持。正如《纽约时报》所言："人们对他褒贬不一，有人尊崇他为圣人，有人则斥责他为江湖郎中。"这的确是他当前的名声——医生们往往否定他的观点，很多病人却对他的话奉若神明。杰里米采取折中的立场。他认为，大约有 10% 的背痛可能源自情绪因素，而剩下的情况则是生理问题。此外，心理因素的确会显著加剧生理性的疼痛。这 10% 的情况值得一提。但是，我们不会给出一些精神病治疗或心理压力缓解方面的建议，只会在本章中简短地提醒读者，部分背痛的确是由压力引起的，或者说压力或其他心理问题可能会加剧背痛。

　　我承认，要是几年前，我可能会更怀疑压力的作用，进一步讨论压力与背痛之间的联系。但近年来，越来越多人在谈论压力是美国人生活的痛苦根源（尤其是上班族），还有"觉察"的重要意义；似乎人们普遍接受了压力和觉察的真实性和重要性。于是，一些公司花了很多时间帮助自己的员工学习觉察。以前，我和同龄人一样，从未听说过觉察，并且认为压力是加利福尼亚州失业的瑜伽老师编造出来的无稽之谈。事实证明，我过去的确是井底之蛙。我最近才知道，压力是真实存在的，它可能会让我们的背部遭受伤痛。所以，杰里米估计大约 10% 的背痛源自心理压力是相当正确的。

　　压力是人情感联系的基本组成部分，常常隐藏在人内心深处。现在我要用一些专业术语，让我显得更博学。我们面临的许多情绪压力都是由"自主神经系统"进行处理的。自主神经系统的两个分支与情绪的波动和相关的身体变化有很大关系。一个分支是**交感神经**，我们在生活中遇到棘手的事情时，交感神经会让人变兴奋。另一个分支是**副交感神经**，它能让人放松，尤其是当人遇到激起"战斗或逃跑反应"的事件而变得疯狂之后，副交感神经能让人平静下来。

　　在日常生活中，发挥更多作用的是副交感神经系统。它会以一种常规方式处理日常压力，不会致人生病或发狂。只有当发生非常可怕的事情时，比如狮子或持枪歹徒突然出现，交感神经系统才会被触发。也只有出现这种极端情况时，人变得疯狂才有意义。如果真的有一头狮子潜伏在草丛深处，你必须尽快逃脱，那么此时产生的所有压力会拯救你。同样，当一个持刀劫匪突然从街角的阴影中跳到你面前，让你把钱包交出去时，压力也是合情合理的。

人体在"战斗或逃跑反应"时会做出惊人之举。为了进行最佳的反击或逃脱，**一切生理和心理功能**都会立即发生有益的变化。其中一个重大变化发生在血液中 —— 血液无法立即遍布身体所有角落，一旦发生紧急情况，血液会迅速改变分布模式。例如，血液会从消化系统流向四肢 —— 腿脚用来逃命，肩膀、手臂和手用来与野兽搏斗。血液还会流向大脑和神经系统中处理紧急情况的部位。与此同时，心脏会加速跳动，把比平时多**四五倍**的血量输送到身体的相关部位。身上的毛发会竖立起来，以便更好地感知气流的变化。眼睛会扩张，听力也会变得更加敏锐。营养吸收系统会关闭，许多维护日常身体机能的系统也会关闭。（我们马上会讲到，慢性、持续不断的压力非常可怕。首先，身体无法持续不断地应对这些极端反应，否则就会像肌肉痉挛一样发生疼痛。其次，所有具有深远重要性的常规生理过程全都被抑制，人体会因为它们缺乏维持而陷入混乱。所以，慢性压力有严重危害。）

当你度过危险，副交感神经系统就会接管身体，秩序得到恢复。比如脖子上竖起的毛发会倒下，血液分布恢复正常。这套系统对斑马和伊兰羚羊之类的动物非常有效。可惜，对于人类却不太好。正如罗伯特·萨波斯在《斑马为什么不得胃溃疡》（*Why Zebras Don't Get Ulcers*）中所说，斑马可以在前一分钟疯狂奔跑，然后在下一分钟平静地吃草。斑马有一种健忘的天赋，而我们没有。我们有能力思考和应对未来可能会出现的紧急情况，能够坚持并从过去的经历中吸取教训，这是人的天赋，同时也是一种诅咒。我们生来就执着，不懂得放手。即使最终放手了，这还是会花费很长的时间，所以我们的压力比斑马多得多。

我们的"战斗或逃跑反应"还有另一个缺陷。不仅是突然出现的狮子或持刀劫匪会触发这个反应，还有各种各样的情形，如职场竞争、害怕老板以及因为没能达成目标而被拒绝或降职。这听起来可能没有坏处，但的确有害。我们对待这些压力，就像对待藏在草丛中的狮子一样。我们身处"高压力"的职场和社会，并非言过其实。这种压力无时不在，就成了一种**慢性压力**。

间歇性的压力，即当狮子扑过来时触发的那种即时压力，有一些积极作用。但**慢性压力**却是一种折磨。当然，这并不绝对是一种折磨，因为这种压力的确使"发达"文明的人比原始人更努力、更持久地专注于目标。为了建立丰功伟绩，我们强大的引擎一直在以接近极限的状态运转，像疯了一样地工作和生活。这当然不错，我们也会因此而沾沾自喜，并且以轻蔑的眼光看待法国人，因为他们不像我们这样疯狂地工作。我们不单会赞扬自己，还会获得丰厚的薪水和巨大的认可。在美国，以接近极限的状态运转或让交感神经一直工作会得到社会的认可。这可能很好，但是这样的模式正在吞噬着我们。核心到四肢的血液循环紊乱，过度使用的神经信号系统，狮子出现时引发的所有深层变化，都在损害其他身体部位——有趣的是，腰部也在其中。这些紊乱会导致神经随机短路、肌肉痉挛，在背部产生异常的力矩，还会引起疼痛。这些紊乱并不是背痛的主要原因，但是对于患有压力性背痛的人来说，这些紊乱都是致命的，应该得到认真治疗。

我们该如何判断自己的背痛是否属于压力引起的呢？其实，这难以判断，但正如杰里米所说，要留意自己的疼痛。专注背痛前和伴随背痛的行为，并停止这些行为。如果背痛与环境压力有关，那就思考一下，看看能不能让自己走出困境。去读读有关"压力管理"和"觉察"的书籍，市面上有成千上万此类书籍，也许能起到一些帮助。

应激性心肌病，有人知道吗？

好吧，我跟大家分享一下亲身经历的压力小故事，正是这段经历，让我明白压力对人身体的影响。

当时，我正在忙着处理大量繁重的工作。我与妻子飞到阿斯彭，参加一系列工作会议（偶尔也去滑雪）。我们那时正在展开两项新的业务，困难重重。有一天我忽然得知，自己深爱的好友兼合著者哈里·洛奇罹患癌症，生命仅仅剩下几天的时间！我又跟希拉里在一位朋友家停留到深夜。那几天里，压力与我自始至终如影随形。

在我们深夜归宿后的第二天早上，我打开行李时，胸口发生了一种奇怪的感觉。长话短说，我告诉希拉里我身体不适，她立即呼叫当地医院。很快，我就被抬上担架由一辆救护车送往急诊室了。接诊我的是一位医术高明的心脏科医生。他性情温和，虽然大半辈子都在科罗拉多州的一个中型城镇行医，却享誉全国。我多么幸运啊！他说我心脏病发作了，需要从股动脉（在腿上）置入一台摄像机，拍一些我心脏的影像，然后再植入支架，以疏通堵塞的动脉……这一切都是为了让我活下去。

可恶！我一直为自己有一颗健康的心脏和强大的心肺能力而骄傲，现在我居然得了心脏病！令人伤心。

但结果没有这么糟。

"有意思，"我从麻醉中醒来后医生说，"这太不寻常了，你并不是心脏病发作。心脏病发作是指心肌梗死，由为心脏供血的血管阻塞所致。在极短时间内，心肌由于缺血，或是部分坏死，或是整颗心脏死亡。幸运的是，你不属于这种情况。事实上，你的心脏和为其供血的血管都非常健康，你几乎不可能得心脏病。"噢，我一下子就明白了，但我也很好奇。如果我不是突发心脏病，那我们又在这里做什么？"现在怎么办？"我问。

"很有趣，"医生又说，"你是属于典型的**应激性心肌病——压力引起的心脏暂时性虚弱（有时会致命）**，我只见过几次。"

"我可能会丧命。"

"是的，"他说，"你真幸运。这种病也叫作'寡妇心碎症'，常常发生在近期失去配偶的人身上。我几乎可以肯定，你的病是由日常的压力和对那位重病朋友的担忧引起的。（医生在手术前曾简单问了我几个问题。）有时，这种病会致命，但对你不是。如果没有致命，这个病就会自动消失。"我点点头，但其实并没有理解。我希望能了解更多信息。

"我们去看视频吧。"他说。他把那个大机器转到我面前，一瞬间，我看到了自己心跳的影像。哇！真是一次难得的体验。能让摄像机进入拍摄的心脏检查并不多见，这太危险了。现在没有做实验，而是真实地观看我的心跳影像。"有个好消息，"他指向我心脏周围那些清晰（畅通）而充满活力的动脉以及力量强劲的心肌说，"这很少见，尤其是像你这样的老年人。"之后，他的话就有点严肃了。

"**这就是压力冲击你的地方**，"他指向我那怦然跳动的心脏底部 1/8 的位置说，"你的其他心壁非常健康，能泵出大量血液，这个区域却不然。另外，你还有心律失常的问题。"区别果然显而易见——我们注视了我的心跳好长时间，看到了其中的无力和心律失常。他表示："这些很快就会消失。"然后他反复说我有多幸运。

这个故事的重点是什么？很简单：压力是真实存在的。我们可以在自己的心脏影像中看到它，它对我们身体的影响非常真实。实际上，压力会让我们变得虚弱，让我们容易受到外界事物的影响。你会在各种场合中看到它。也许，你能做些什么来对抗压力。在我的"寡妇心碎症"发作阶段，医生给了我几次严肃的指导，让我记住自己已经 80 多岁了，看在上帝的分上，还是要尽量减少日常工作。我的确谨遵医嘱。既要保持活力，又要投入工作，找到平衡是一件很有趣的事情。我还在摸索中，走着瞧吧！

你呢？我们只能说，密切注意自己的情况，分析背痛可能与压力的关系。然后，我们建议你辞去工作，享受逍遥自在的生活，或者跟父母一起生活，或者采取其他我们不知道的方式。压力的确难以对付，但它并不是凭空想象出来的。好好根据自己的情况研究一下，看看怎么解决。

其实，我们有很多更好的建议。很多训练有素的人——包括我们的朋友萨拉·斯图尔特（她曾与我一起参加过静修，还一起做过其他工作）——都研究过压力，并且对很多商务人士指导过觉察。在觉察领域有一位大师乔恩·卡巴特·津恩，他这样定义觉察："以特定的方式刻意观察当下自己的状态，并且不带任何评判性质。"简单来说，其实就是清空脑海中关于未来和过去的想法，学会应对短期的突发事件，集中在当下。我们不会深入这个话题，有关这个话题的书籍非常多，你可以自行阅览。

许多一类分区的大学橄榄球运动员每天都要花 12 分钟练习冥想以舒缓压力，他们说这很有帮助。这个事实可以帮助你了解人们对压力的担忧有多普遍，练习冥想的人无处不在。我们认为，对于几乎每个人来说，关注一下生活中的压力都是值得的。对于有严重背痛的人来说，应该试图弄清自己是否属于那一小撮由于情绪而引发背痛的人。

另外，压力管理的主要目标是增强你的弹性——从交感神经系统快速转换到副交感神经系统的能力。这种迷人的能力是可以**训练**的。我相信，如果你发现能训练"迷走神经"（大脑中负责处理这些东西的神经），一定会兴奋不已。"更高的迷走神经张力"意味着你"更加平静、更具弹性"。需要再强调一次，我没有资格开处方，但我建议大家去看一些关于这个主题的书籍。我要指出的是，这些书常常会建议进行大量的慢速呼吸，过去我认为这样做很愚蠢。但是我错了。进行呼吸训练，尤其是慢慢呼气，真的能显著增强迷走神经张力。**运动也是如此。**几年前，一位心脏科医生说我的"迷走神经张力很高，达到了专业运动员水准"。很显然，还不够高到让我度过最近的这次危机。

这些事情重要吗？是的。我曾读到过，经过训练，一个人的**弹性**可以达到另一个人的 **30 倍**。当然，我的好胜心蠢蠢欲动：我希望能有更强的弹性。如果我的弹性是其他人的 30 倍，也许我的情况就没有那么糟糕了。弹性对于正襟危坐的高管、侃侃而谈的诉讼律师，或是你和我，都无比重要。

注意：这绝不是一场全面和信息充分的讨论。我希望这些内容能引起读者的兴趣，让你进一步探索。压力的确是存在的，如何应对压力是可以训练的，一定程度地避免压力和觉察的确会有帮助。

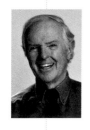

第十一章

养成一个习惯：
要永远坚持，否则前功尽弃

克里斯　撰

　　我和杰里米对本书最大的担忧，不是这些训练没有作用（这些训练肯定有作用）。我们担心的是**读者**。你是否相信，**只有**自己亲自进行这些训练并改变自己的行为才能彻底治愈背痛？我们担心你没有明白，或者**没有决心**付诸行动。在美国，我们习惯了让医生和其他治疗师为我们做治疗，以至于我们很难接受这种观念。而且，美国人有点懒惰。我们疯狂地工作（也许过于疯狂），却不肯为自己和身体付出一点。好吧，如果你想彻底治愈背痛，就必须做出改变。

　　其实，我们之前的确没有明确说过，在你的余生中，一周花 6 天时间进行这样的训练非常有意义。我经常在别的地方说类似的话，这正是《明年更年轻》系列丛书，尤其是《明年更年轻：运动赋能篇》对大众的建议，所有这些书，我们都强烈推荐。但是，对于初次接触这个理念的人来说，可能会感到有一点窒息，这样的反应在我们的意料之中。你会自言自语："一周 6 天都要做这个训练吗？以后都要这样吗？好严格……太严格了！"然后，你会做出自己以前曾做过千百遍的事情——在你脑海深处，懦弱和自我保护的交汇点——偷偷进行一个妥协。你对自己说："在一定程度上，这**肯定**是无稽之谈。一般来说，谈判中的第一个报价**肯定**都是虚高的。我尽量去做就行了，不用这么严格，做总比不做强。"

很有道理，我完全理解。我们每个人随时随地都在做一些小妥协，以避免大脑崩溃或陷入极端的自我憎恨。我自己也是一样，跟自己做过成千上万次这样的小妥协。我猜想是这些小妥协让我自己生活得更快乐了。

但这次真的不一样。**如果我们不严格执行，生活就会变得一团糟。杰里米的告诫并没有很多回旋余地，他的指导如同真理和光明。**如果你忽略这一点，将陷入困境。你的疼痛很快就会复发，不得不痛苦地从头再来。刚开始读本书时，你会获得一种强烈的认同感，并且暗下决心。但如果不去实践，这种决心就会退去，就像减肥一样——如果每天早上你下决心今天要开始减肥，却没有行动，你将永远无法减肥成功。第一次不一定是最后一次，但这是最容易的一次。所以我强烈建议：现在就下定决心，毫不动摇地坚持，永不言弃。随着我们逐渐老去，这个决定会越来越重要，但我知道它绝不会变得简单。说实话，**现在正是时候，别犹豫了！**未来每天都进行训练。**想要永久缓解背痛吗？那就好好学习本书，并且持续进行训练。**

六件值得思考的事情

杰里米是一位非常严谨的专家。而我有时在如何逃避某些事情方面，也是个专家。但我希望你能坚定自己的想法，能有条理地安排好一切，能养成根深蒂固的习惯。我相信你能做到，请思考以下六件事情。

第一，先来看看一些好消息。我们有很多该做却没做的事情，其中，养成不吃垃圾食品的习惯或节食极其困难，大多数人都失败了，放弃第二杯或第三杯酒也是一样难，但养成锻炼的习惯是最容易的。为什么？原因之一是锻炼是去**做一些事情**，这比让人**戒掉一些行为**要容易得多，因为戒掉某事意味着自我否定。这听起来有点傻，但是你可以下定决心去做，就像耐克的口号一样："Just Do It!"（只管去做！）

第二，一个好的锻炼习惯会让人保持良好状态。也许现在你难以置信，但是，一旦你养成习惯，做起来就非常容易，而且会变成一种乐趣。现在我没办法再说更多，只能说："请相信我，这是真的。我做到了，所以我知道。"

第三，不需要太多时间，一天只要 10 分钟就够了。刚开始学习时花的时间较长，但当你掌握窍门之后，10 分钟足以完成所有训练。开个玩笑，有人憋气都能憋上 10 分钟呢。我的意思是说，10 分钟真的不长。

第四，我要强调，其实**训练本身并不难**。如果你的身体状况很差，那么会有点难度。杰里米让我们现实一点，他认为许多人暂时无法按照指导完成这些训练，这的确会让人受挫，并且每天都有这种挫败感。但是，几周或一个月之后，你就能**做到了**。而且毋庸置疑的是，你能感觉到自己每天都在朝着背痛康复和健康生活持续前进。

说真的，我绝对不是那种最自律的人，也许这能给你一些鼓励。我从来没有当过运动员，而且我已经相当于 117 岁了，实际上 83 岁。我尚且能轻松做到，你也放心去做吧，相信我。一旦你做到了，疼痛和不愉快都会远离你。请允许我再说一遍，这些训练会让我们保持良好状态。身体核心收紧的感觉很棒，**使用**那些神秘的肌肉，比如对生活质量尤为重要的臀肌，是一种很好的体验。早晨当你做完训练时，会有一种自豪感油然而生。只需要很少的付出，就可以为身体带来巨大的好处。

第五，训练要有条理。大多数情况下，你不需要专门找个地方（比如健身房）去做训练。在你旅行时，也不必为训练寻找空间。你可以为这些训练设定好时间、地点，把它们变成像刷牙一样的自然习惯，以后就可以不再**费心**了。我的建议是：让训练成为起床后例行公事的一部分。我敢说，我早上能做的，你们也能做。我早上起来一般就是煮咖啡和喝咖啡，顺便瞄几眼报纸。早餐前（请不要骗自己说做训练需要吃饭、喝水、补充能量之类的）我就会做完那几个翻来覆去的老训练。训练结束后再吃早餐、看报、遛狗，或者去做其他必须完成的事情。

第六，让这些训练成为你的"工作"！正如我们在《明年更年轻》一书中所说，大多数读者的共同点之一就是拥有**职业热情**。或许有少数人不用工作，但你一定需要，对你来说工作就像呼吸一样自然。你基本上每天都会按时起床、准时上班。如果你的生活如此，会有不可估量的优势。你每天不需要下定决心才去上班，上班对你来说是一件自然而然的事情。所以请利用你这种**职业热情的优势**，让这些训练成为**"工作"的一部分**。每天早上自然而然地去做这些训练，就像每天起床、上班一样。这样想能帮助你克服前期的困难。

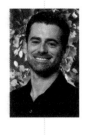

第十二章
规则五：
运用臀部

杰里米　撰

在研究背痛时，身体的后侧偏偏是最容易被忽略的部位。后侧是指臀部，尤其是臀肌——臀部的主要组成部分。由于当代社会的特性，我们常常处于坐着的状态。因此，我们的臀肌已经萎缩了。臀部完全成为身体的坐垫，在人类的演化历程中出现很晚，但是有害。这的确很方便，但并不符合人体最初的"设计理念"。人类为之付出了可怕的代价，主要体现在背痛上。

让臀部继续懒散地扮演坐垫的角色（研究背痛的著名学者斯图尔特·麦吉尔称之为"臀肌失忆症"），逐渐走向衰亡，是件非常可怕的事情。没办法，我们的生活和工作模式决定了我们还是会继续以臀部为坐垫，但我们不能坐以待毙。记住，臀肌是人体最大的肌肉，我们必须让它发挥其主要功能——承重。如果我们不让臀肌发挥承重功能，脊柱及其周围的小肌肉就不得不承载这些负荷，而它们根本**不具备**这样的功能。它们会"提出抗议"，引起疼痛。

臀肌是由 3 块肌肉构成的肌肉群。身体后侧还有几块小肌肉，包括梨状肌。其形状请见图 12.1。

对一个健康人来说，臀肌有很多重要的功能。比如：

- 帮助人站立并保持直立姿势
- 防止人走路或跑步时向前摔倒
- 单脚站立时或走路单脚接触地面时骨盆不会塌陷
- 帮助人从坐姿站起来
- 帮助人从地上捡起东西
- 帮助人爬楼梯、滑雪、跑步、划船，以及做爱

也就是说，臀肌会参与到生活的方方面面。显然，臀肌是人体最重要的肌肉。

如果臀肌"休眠"，身体就会出现问题。它们会"忘记"自己的关键功能，而接替臀肌功能的肌肉无法胜任这项工作。我们压迫肌肉时（通过坐在上面），臀肌的神经和血管不能很好地工作，大脑与臀肌的联系中断。肌肉及神经通路萎缩（或"失去偏好"），大脑会"忘记"它们。这就是"臀肌失忆症"的由

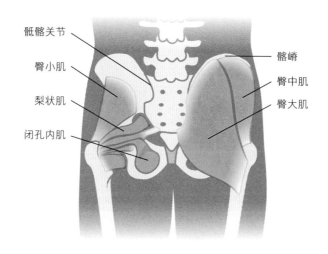

骶髂关节

臀小肌

梨状肌

闭孔内肌

髂嵴

臀中肌

臀大肌

图 12.1　臀部肌群

来。根据我的经验，背痛与臀肌"休眠"之间关联性**相当高**。

　　原因如下：这些强壮的肌肉没有发挥自身功能时，脊柱就会替代其功能。脊柱首当其冲地承受了原本应由臀肌承受的主要压力，它不堪重负，受到损坏。比如，你去抱孩子时，本该使用大肌肉，却用了脊柱周围的小肌肉，这些小肌肉无法承受孩子的重量。它们会劳损（这本身就会引起疼痛），最终会受伤。情况就会越来越糟。这些小肌肉受伤之后，本该臀肌承受的重量又直接传递到椎间盘、关节、韧带和肌腱上。这些部位不该承担这样的负荷，于是严重的问题出现了。腰大肌会反射性地收紧，给脊柱造成更大压力。想想看：每次你从椅子上起身、从地上捡起东西、系鞋带、爬楼梯，都在给脊柱施加巨大压力，而这些压力脊柱本不应该承受。你可以这样做一段时间，在这段时间里，你几乎能正常生活。但是日积月累，这些微小的刺激累积起来就会对人体造成**相当大**的损害。还记得克里斯对"地质时间"的解释吗？经过地质时间，山脉被拆成了碎石。如果臀肌仍然不发挥功能，脊柱就会在人体的地质时间中被碾得粉碎。

总结：让臀部"休眠"这个主意真的糟糕透顶。要治愈背痛，就必须唤醒臀部，让臀肌重新开始发挥自己的功能。一旦激活臀肌，在关节上做反向运动的肌肉（腰肌），就会反射性地放松。如果你过去对此一无所知，也不要难过。很多物理治疗师和医生也没有这方面的知识。本书的关键任务之一，就是教会你如何有效地处理这一问题。

我们需要分三步进行：**唤醒臀肌、增强臀肌力量、学会在适当的时间发挥臀肌本来的功能。**

第一步　唤醒沉睡的巨人

你已经在臀桥（见第 107 页）中尝试过运用臀肌了。现在我们尝试另外一种唤醒臀肌的方式。如果你做臀桥有困难，别担心，我们稍后会回到这个问题。

蚌壳式

现在，开始进行最重要的蚌壳式训练。虽然很多人觉得这个训练无趣又难做，**但是**这个动作能激活臀肌，增强臀肌力量。

第一步 侧躺，髋部和膝盖弯曲，如图所示。

第二步 如图所示，用左手的拇指按压在髋骨上部。

第三步 将左手剩下的 4 根手指放在髋部外侧，如图所示。

第四步 对于大多数人来说，中指（或食指、无名指）会刚好放在我们试图唤醒的臀肌上，让手指戳戳这个部位，感受一下。重新建立一下这个部位与大脑的联系，继续让手指保持在这个位置。

第五步 找到脊柱中立位，收紧核心。

第六步 慢慢、小心地抬起上方膝盖，双腿像蚌壳一样张开。膝盖不应向躯干移动，而应远离躯干，如图所示。

第七步 重复 10 ～ 12 次。能感到手指下的肌肉在活动吗？如果没有，请重复第一步到第六步，或看下一页的"疑难解答"。学会之后，尝试让身体两侧都做几组这个动作，直至这些肌肉感觉酸胀为止。

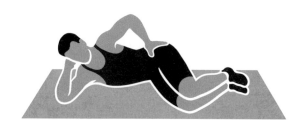

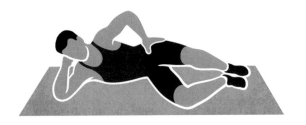

疑难解答

- "我感觉臀肌没有发力，而是腿部或膝盖在发力。"如果出现这种情况，有可能是你打开膝盖时，没有让膝盖向远离躯干的方向移动，而是错误地靠近躯干。最好让朋友或爱人观察一下你移动的角度是否正确。如果仍旧无法感觉到臀肌发力，可能你的"激痛点"位于臀肌。（请参阅第十三章，然后回来再次尝试。）

- "我觉得臀部或其他部位没什么感觉。"这很常见。如果你什么感觉也没有，训练几天之后就会感到臀肌在发力。如果还是没有感觉，请参阅下一章有关激痛点的内容，再回来试试。

好了，做完蚌壳式后，你就应该马上回到臀桥训练了。现在你应该能感觉到，在髋部和躯干抬离地面之前，臀肌在收缩。

随着训练越来越多，会越来越强烈地感觉到臀肌的发力，腘绳肌痉挛的概率也会越来越低。请记住第九章（臀桥的"疑难解答"）的小技巧：如果发生腘绳肌痉挛，则将脚向远离身体的地面推以缓解痉挛。

我们已经唤醒了萎缩的臀肌，现在进入第二步：增强臀肌力量。

第二步　增强臀肌力量

增强臀肌力量是我们接下来的训练目标。值得注意的是，与七项日常训练不同，这些训练的目的是增强力量而非耐力。因此，不需要每天进行这些训练。每次做完训练之后，你需要一两天的恢复时间。所以我建议每周训练 3 次，而且不要连续进行。不要担心自己掌握不好进度，我们已经在附录中为大家规划好了训练方案。

带阻力的蚌壳式

你有两种选择。要么根据自己的力量水平，在膝盖上放一个一两公斤的哑铃；要么在膝盖上方的腿上套一根弹力带。大多数健身房都有弹力带，也很容易买到。请注意，弹力带的不同颜色代表了不同的阻力。请从阻力最小的开始，逐渐增加弹力带的阻力。

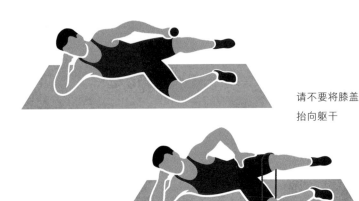

请不要将膝盖
抬向躯干

第一步 阅读蚌壳式的说明（见第 157 页）。

第二步 开始训练前，或者把哑铃放在上方膝盖弯曲处，或者把弹力带套在膝盖上方的大腿上。

第三步 即便用最轻的哑铃或阻力最低的弹力带，难度也比你想象中更高。不要为了追求次数而牺牲动作的准确性。如果你不能在阻力中保持正确姿势，就说明你还没有准备好。你需要减小阻力甚至回到没有阻力的状态，直到你能完美地做好训练。再强调一次，隔一两天进行训练（每周 3 次）。

第四步 每组 10 ～ 12 次，每侧 3 组。

跪撑伸髋

这个训练能增强臀大肌（臀肌中那块最大的肌肉）及其他肌肉的力量。许多背痛患者觉得这个训练很难，所以在这之前，请确保你在蚌壳式训练中能感觉到臀肌发力。

第一步　双手及双膝着地，同鸟狗式。

第二步　找到自己的脊柱中立位，收紧核心以锁定它。

第三步　保持膝盖弯曲，一只脚后跟向上推，不要拱背。

第四步　臀肌的收缩一定要大于腘绳肌或背部的收缩。

第五步　回到起始位置，保持脊柱中立位。重复动作 10 ～ 12 次。

第六步　换到另一侧，重复第一步到第五步。

第七步　每侧做 2 ～ 3 组，以 3 组为目标。

不要拱背

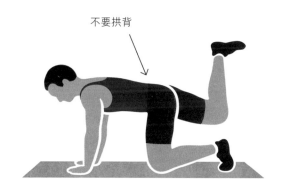

疑难解答

- "我的腘绳肌痉挛了"或"我只感觉到腘绳肌在发力"。这很常见。你需要进行大量训练。试着减小运动幅度，让膝盖稍微抬离地面即可。把注意力集中在臀部。如果你只用一只手臂就能支撑自己，那就在做动作的同时，用另外一只手戳一下自己的臀部，试着"唤醒"臀肌。如果不能单手撑住自己，试试下面的站姿退阶训练。如果还是不行，请阅读激痛点的章节（见第十三章）之后，再回来试一试。

- "我的腰痛"这个问题很容易解决。它表明你训练时没有保持脊柱中立位，拱背了。请仰卧，找到脊柱中立位并在空中漫步（见第八章），之后回来试一试。

退阶训练

站姿伸髋

对于部分无法进行跪撑伸髋的人（无论出于何种原因），请试试这个动作。这项训练能让你学会用臀肌发力。与其他动作一样，这个动作也可能会做错，所以请一定要集中注意力。

第一步　找一把椅子或某个齐腰的稳定面，协助自己保持平衡。

第二步　找到脊柱中立位，收紧核心并锁定它。

第三步　一只手扶住椅子，把另一只手的拇指放在髋部侧边的骨头上，其余手指贴住臀部，用手指按压臀部肌肉。

第四步　一只腿慢慢、小心地向后伸展，用脚后跟发力。当腿后移时，感受手指下方臀肌的参与。你在做跪撑伸髋时就需要这样做。

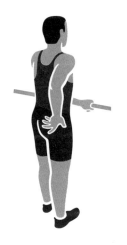 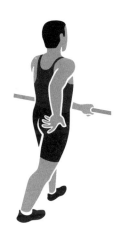

第五步 重复 10～12 次。做 2～3 组，以 3 组为目标。激活臀肌是重点。

第六步 能感受臀肌发力并且对这个动作驾轻就熟之后，就回去试试跪撑伸髋（见第 160 页）。

第七步 如果尝试几次之后，仍然感觉不到臀肌发力，请阅读激痛点的章节（见第十三章）后再回来尝试。

第三步　学会使用臀肌

增强臀肌的力量，并且学会在适当的时间使用臀肌完成相应动作，是这些训练的目标。下面的内容将教给你真正重要的常识。当你的臀肌具备一定的力量后，就该使用它们了。

深 蹲

注意！深蹲是所有臀部动作的鼻祖。想想看！一天中你有多少动作都是由深蹲组成的啊！从沙发上起身、从马桶上站起来、从车上下来、在地上捡东西、滑雪等。如果动作错误，深蹲会给背部和膝盖造成无数微小的损伤。这些微小的损伤就像地质作用，累积起来会成为背痛的元凶。用正确的姿势，深蹲能锻炼臀肌，减轻脊柱和膝盖的压力。

要正确做好深蹲，最好是把这个动作进行分解。首先，用你自己的方式做 10 个左右深蹲。小心一点，用自己觉得舒服的方式。你感觉哪里的肌肉发力最多？大部分人会说是股四头肌（大腿前侧的大肌肉），有的人会说是腘绳肌，还有的人会说是膝盖。这些都是比较典型的反馈，很遗憾，它们意味着大部分人都没有用正确的方式进行深蹲。如果你的回答是臀肌，就领先其他人一步了。

如果你用正确的方式做深蹲，应该能感觉到臀肌比股四头肌发力更多（两种肌肉发力的比例为 6∶4 或 7∶3）。把深蹲想象成**向后蹲**，而非**向下蹲**。换句话说，你是把臀部向后伸，而不是往下拉。我们来把这个动作分解一下，每个步骤多训练几次，直到你掌握为止。

站　姿

1. 双脚分开与肩同宽——肩膀外侧到脚跟外侧呈一条直线。

2. 找到自己的脊柱中立位，收紧核心以锁定它。

3. 膝盖微屈。

4. 脚掌大体指向前方。脚尖可以略微朝外，但角度不要过大。因为脚尖外向（如芭蕾舞演员）会让臀肌很难参与。即使某个动作适合某项运动或活动（如芭蕾舞），也不意味着它对你的身体有好处。高尔夫也是一样——最佳的高尔夫挥杆动作是最不利于背部的。

第一步

1. 将臀部向后伸，保持脊柱中立位，就像朝着椅子坐下一样。

2. 同时，向前伸直手臂，大拇指朝上，这个动作能让身体保持平衡。

3. 不要下蹲，只需要把臀部向后推，而不是移动腰部。

4. 这个动作被称为"髋关节铰链"。运动的轴心在髋部而非背部。

5. 多练习几次，直到你能在背部不动且无痛状态下完成为止。

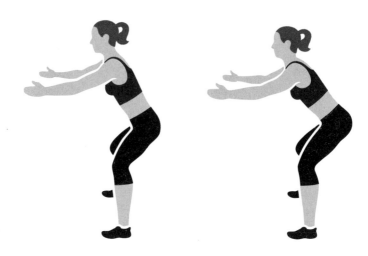

第二步

1. 现在可以加入一点下蹲了。

2. 膝盖弯曲更多一点，让臀部远离身体，躯干向地面降低。

3. 膝盖不应前伸，完全不前伸是最好的，有一点也可以。小腿应垂直于地面。

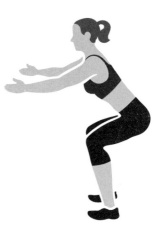

4. 在保持膝盖不前伸的情况下，尽量蹲低。如果背或膝盖有点痛，稍微坚持一

会儿。第三步基本能消除膝盖痛和背痛。

5. 反复练习几次，确保臀部向后的状态就像自己朝着身后
的椅子坐下似的，运动幅度可以由小变大。

第三步

1. 这一步比较关键，也比较困难：从蹲姿站起的同时，激
活你的臀肌。

2. 像第二步那样下蹲，并且在最低位置停住。

3. 起身时，把膝盖和脚跟向外推，同时把髋部向前送，仿
佛你要撑开脚下的地板一样。你也可以想象脚下有一张
纸，做这个动作时，会把
这张纸撕开（你的脚实际
上并没有动，只是把它们
向外推向地面）。

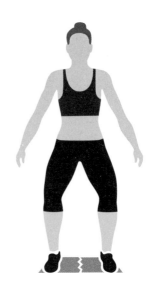

4. 同时，向外施压，把地面
撑开 / 把纸张撕成两半。
像臀桥训练一样收缩臀
肌，用臀肌将臀部向上、
向前带到起始位置。多试
几次。

5. 你能感受到臀肌发力吗？

这有一点难。你应该感觉到臀肌比股四头肌发力更多。如果不是这样，就再阅读一遍训练指导并多试几次。如果还是不行，看看下面的疑难解答。

6. 如果你的背部或膝盖以前受过伤，臀肌的参与有没有明显消除或减轻疼痛呢？按理说应该是有的。如果没有，就多做几次。如果还是不行，请阅读疑难解答。

疑难解答

"我没有感觉到臀肌在发力。"这个问题很常见，掌握这个训练需要时间。不要妄图一夜之间铲除积习。请先做以下尝试：

- 确保脚尖朝前，而不是向外。
- 确保下蹲时膝盖没有前伸超过脚尖。
- 确保臀部向上、向前移时，膝盖或脚跟（两个部位都试试）在轻轻向外推。
- 如果还是感觉不到臀肌，回到蚌壳式、臀桥和伸髋训练，多做几次再回来尝试这个动作。
- 如果仍然不起作用，请参阅激痛点的章节（见第十四章），然后再次尝试。
- "我的膝盖和／或腰疼。"请记住，有一小部分人也许永远也无法做到无痛深蹲。也就是说，绝大多数人是能够做到膝盖、背无痛或微痛深蹲的。腰痛通常意味着你在做动作时，没有保持脊柱中立位和／或臀肌没有参与，而让脊柱承受了过多负荷。请参阅"疑难解答"的第一条，确保你是用臀肌发力。刚开始请进行小幅度的深蹲，然后在接下来的几周慢慢增加运动幅度。如果膝盖或腰部仍旧疼痛，请阅读激痛点的章节（见第十三章），然后回来再次尝试。

分腿蹲

分腿蹲是本章最后一个"臀肌综合"动作。分腿蹲的额外好处在于，许多背痛患者能用这个动作在无痛状态下从地板上起身。先尝试一下这个有点挑战性的训练，我们会在稍后讨论如何应用这个动作。

很多人可能听说过"箭步蹲"训练。分腿蹲是箭步蹲的先导。分腿蹲和箭步蹲一样，都需要把脚分开，只是在分腿蹲中脚不用移动。起身时，需要后腿臀肌发力，而非前腿股四头肌发力，这是动作的关键和难点。

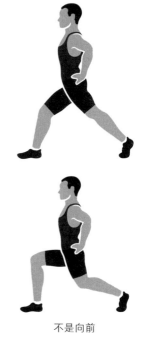

第一步 双脚与肩同宽站立。

第二步 找到脊柱中立位，收紧核心以锁定它。

第三步 向前迈步，一脚在前，一脚在后。两脚间距约 60 厘米，具体取决于身高，但会稍微超过你的舒适区，比身体自然想要的距离稍微大一些。如果担心摔倒，可以抓住身旁的某个固定物体来保持平衡。试着把身体重量均匀地分布在两只脚上。这是这个训练的起始位置。

第四步 慢慢、小心地让身体向下移动，保持躯干竖直，不要向前弯腰。把自己想象成一部电梯。我们的目标

不是向前

是让前侧大腿与地面平行，前侧小腿与地面垂直。

第五步 身体下行时，后侧膝盖弯曲。注意，后侧膝盖不应指向前方，而应指向地面。

第六步 接下来是最难的部分：起身时，不能用前腿股四头肌发力，而要**用后腿臀肌发力**。请再读一遍，因为这是违反直觉的。用后腿臀肌推动身体，尽可能减少对股四头肌的依赖。臀肌和股四头肌发力的比例应为 6 : 4（甚至是 7 : 3）。

第七步 回到起始位置，保持脊柱中立位和核心参与。双脚始终不要离开起始位置。

第八步 重复 10 ～ 12 次，做 2 ～ 3 组，以 3 组为目标。

疑难解答

- "我无法保持平衡。"一开始，请抓住桌、椅之类的固定物体，直到你养成让臀肌参与的习惯并且增强了臀肌的力量。随着你学会使用臀肌，身体稳定性和平衡性也将提高。

- "我的膝盖疼。"猜猜为什么？因为你的臀肌没有发力（不好意思，我听起来像个复读机）！做这个训练时，可以用一只手按压后腿的臀肌。有没有感觉到臀肌在收紧？你起身时，髋部应该同时伸展。如果没有感觉到臀肌在收紧，就应该回到站姿伸髋训练（见第 162 页）去感受一下，直到感觉到臀肌参与之后，再尝试这个训练。

　　如果你觉得本章的训练有点难，我们能理解。因为你的臀肌本来就已经萎缩了，而本章都是臀肌训练，所以你会觉得困难。臀肌之所以萎缩，是因为人们长年累月错误的姿势和行为，我们不可能在一夜之间或一周之内就纠正这些错误。所以继续努力吧！最终你会"唤醒"臀肌，能进行这些训练和运动，你的背部（和生活）也会越来越好。如果你的臀部有伤病，那么把日常核心训练和这些训练结合起来，能为身体的恢复打下基础。你必须认真做第十章和本章的训练。请继续阅读本书剩余部分，但第九章和本章是你训练的中心。

　　如果你进行本章训练确实有一定难度，下一章也许能提供一些帮助。"激痛点"、痉挛或臀部肌肉"结节"，可能是唤醒和运用臀肌的重大障碍。请仔细阅读并检查自己是否有这些问题，然后回来尝试本章的训练。

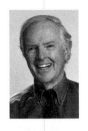

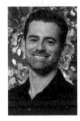

第十三章
激痛点：
肌肉疼痛和背痛

克里斯、杰里米　撰

　　大多数人（新读者）都倾向于认为，背痛来源于脊柱本身（椎骨、椎间盘、韧带和神经）。他们没有留意到，环绕脊柱周边和支撑脊柱的肌群，可能是背痛的主要来源（或能传递背痛）。因此，正确运用这些肌群非常重要。

　　准确地说，背痛是一种由肌肉疼痛、关节疼痛、神经性疼痛以及其他疼痛组合而成的混合性疼痛。这些疼痛令人不安又困惑。其实，一切疼痛都是由神经传导的。所以当我们说起肌肉疼痛或神经性疼痛时，是指疼痛的主要来源，即产生疼痛的组织。有时，受到刺激的神经是疼痛的来源，所以称为神经性疼痛。在本章中，我们将会讨论来源为肌肉的疼痛。尽管疼痛由神经传递给大脑，引发疼痛的组织还是肌肉，所以我们称之为肌肉疼痛。从不同角度来思考肌肉疼痛会很有帮助，因为疼痛的症状不同，杰里米的治疗方法也有所不同。

消息总是有好有坏的。坏消息是，肌肉疼痛其实很难定位，也很难在短时间内治疗。好消息是，长期来看，肌肉疼痛更容易治疗，而且彻底治愈的可能性更大。

但是，这并不是说肌肉疼痛不剧烈。如果以 10 级量表来评价，肌肉疼痛会达到 8～10 级。但疼痛常常也能迅速缓解，甚至完全消失。毋庸置疑，一旦康复后，你仍然需要认真锻炼来防止疼痛复发。

肌肉疼痛

医疗专业人士把肌肉疼痛称为"肌筋膜疼痛"和"激痛点疼痛"。对于我们这些外行来说，可能激痛点疼痛听起来更容易理解。因为这个名字给人的感觉是，疼痛是由我们不当的动作激起的。无论我们怎么称呼这种疼痛，数十年来，激痛点疼痛这个话题一直饱受争议，主要因为没有任何医学学科认为肌肉系统属于自己的领域。医生们更关注关节、滑囊、韧带和神经，对肌肉系统和激痛点疼痛的研究还不多。但大家在很多问题上也有广泛共识。而最好的从业者，以杰里米为代表，已经见识过很多案例了。

那么激痛点疼痛到底是什么？杰里米说："激痛点是紧绷、疼痛的肌肉带，具有可预测和可识别的疼痛模式。"换句话说，它们类似肌肉痉挛（不完全正确，但相当接近），即一组或一块肌肉在压力下急剧而不自主地收缩。这有点像我们偶尔出现的腿痉挛，只是激痛点疼痛不会消失，而且痛得可怕。这种痉挛不仅会引发剧烈疼痛，还会改变一些关节的功能。杰里米说："这种痉挛限制了关节的活动范围，改变了周边关节的正常负荷分布，引起这些关节的疼痛。"所以激痛点疼痛是一种很严重的问题，会给患者带来多方面的痛苦。正如杰里米所说，如果激痛点疼痛已经开始影响周边关节的活动范围，治疗起来就会更麻烦一些，但方法是一样的。

请记住，激痛点常具欺骗性。也就是说，明显的疼痛可能会出现在偏离实际激痛点的位置。例如可能激痛点在臀小肌（疼痛多发地带），但疼痛会向腿部放射，让人觉得仿佛是坐骨神经痛；或激痛点在臀中肌，却让人误以为是腰痛。虽然这种疼痛很多样，但是疼痛的模式众所周知，而且不难预测。大多数情况下，专业人士知道问题根源在哪里，你很快也会知道。

通常来说，激痛点或肌肉疼痛与神经性疼痛和其他疼痛是明显不同的，这有助于诊断。例如大多数时候，神经性疼痛是"烧灼样疼痛、刺痛、电击样疼痛"，而且患者能精准定位疼痛的位置。而激痛点疼痛是钝痛，呈分散状态、很难定位，常发于远离疼痛源（激痛点）的部位。

我们把这种疼痛称为"激痛点疼痛"的原因之一是，这种类型的疼痛通常如我们所感受的那样，由某件事触发。比如你在床上滑稽地翻身、用力开冰箱门，或是用背部的力量而不是腿部的力量搬动书箱。有时候，这种触发事件正如我们所感觉的一样，是偶发的。但在更多情况下，这些激痛点是长期形成的。脆弱的肌肉在日复一日的压力下，已经处于随时要"垮掉"的状态。你用力打开冰箱，啪！肌肉一下子就痉挛了。类似这样的潜在激痛点，可以在完全没有任何触发事件的情况下让肌肉"垮掉"，或者只需要一件微不足道的小事。我们当然希望，你的激痛点疼痛是偶发的，而不是多年累积而成的，因为前者并不需要太多时间恢复。但是别担心，治疗的方法都是一样的。

最常见的激痛点是由肌肉超负荷引起的，会随着时间的推移而恶化。想象一下这个熟悉的场景：你长年累月在办公桌前坐着，你的姿势很"不自然"，会给肌肉反复施加其本来不该承受的压力。也可能是重复性的错误负荷，由你年复一年以错误的方式做某些动作导致，比如错误的高尔夫挥杆。抑或是你扭伤了脚踝，却没有按照正确方式进行治疗——在受伤后的几周至几个月里，你采用了一种不同以往的走路方式。这种细微的变化导致腿部和骨盆肌肉以不同方式承受负荷，有些部位的负荷变多，其他部位的负荷变少。随着时间的推移，承受更多负荷的肌肉就会变得越来越僵硬、紧绷，形成激痛点。这些疼痛可能会日渐增强，也可能会突然出现。正如我们一直所说，大多数时候，是人自己的行为方式造成了背痛，这对肌肉疼痛也适用。

寻找激痛点

好吧，下面说说细节。

"对于腰痛患者来说，最重要和最常见的激痛点位于腰椎椎旁肌、腰方肌、臀大肌、臀中肌、臀小肌、梨状肌。"不好意思，杰里米就是控制不了要说这些术语。你不需要记住这些专业术语，只需要看看图 13.1 就能了解大致情况。然后，让我们一起来感觉一下疼痛的真正来源。请你看着图片，把自己的感觉和图中的典型疼痛模式联系起来。符号 × 代表激痛点的**真实**位置，红色阴影区域代表你可能感觉到疼痛的区域。所以想想你哪里**感到**疼痛，再结合图片，找出激痛点可能的位置。如果你找出的位置比周围部位痛得多！你就找对了！请把图 13.1 想象成"藏宝图"，宝藏就藏在疼痛中。

寻找激痛点的过程依靠动手。在你找到真正感觉之前，区分自己感知到的疼痛区域和实际的激痛点可能会是一项挑战。如果经过多次尝试，还是没能找到，你就需要一位优秀的脊骨

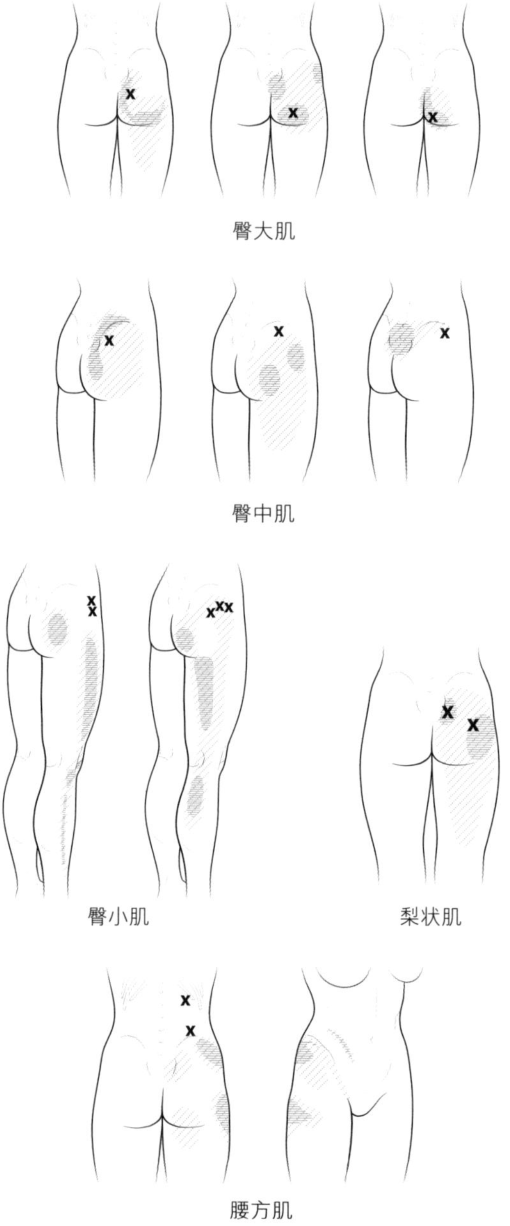

臀大肌

臀中肌

臀小肌　　　　　　梨状肌

腰方肌

图 13.1　激痛点

神经医师、按摩治疗师或物理治疗师的帮助。首先，根据图片中的大致区域作为向导，用你的手去摸索，直到你对**真正**的激痛点有个比较清楚的认识。由于激痛点的痛感更强烈，所以你能识别出来。在这个过程中，疼痛是一件好事，因为这意味着你快要找到目标了，或者你已经找到了。

顺便说一下，激痛点可能位于深层肌肉。例如臀小肌是埋在另外两块肌肉和一层脂肪之下的。你可能力量不足，无法徒手找到深层的激痛点。这时候你会用到网球或泡沫轴之类的工具，我们将在接下来进行讨论。但在开始时，只需要用手，直到你对深层肌肉需要释放的东西有大致感知即可。记得参考图 13.1。

一旦你找到了激痛点的大致位置，可以用手使劲揉一揉这个点（你得忍受一点疼痛），看看这种徒手操作是否足以释放紧绷的肌肉。你需要按住最疼的点，保持 10～30 秒，正常情况下，由于激痛点得到放松，你会感到疼痛减轻。如果疼痛在30 秒之后还没有减轻，就说明你要么稍微偏离了激痛点（小心翼翼地向周边移动，看看是不是旁边某个位置比当前的感觉更痛），要么完全没有找对激痛点。如果你在按压某个点时疼痛加剧，而且在放手后疼痛依旧没有缓解，则可能是肌肉撕裂、滑囊炎，或是其他更严重的情况。我们前面说过，这项挑战比较棘手，如果你觉得有难度，一开始就要寻求帮助。通常，一旦你找到激痛点，就需要一个小工具（不单是徒手）来放松它。

用辅助工具寻找并放松臀部激痛点

假设你已经在臀部的某个地方（常见区域）追踪到激痛点，却没法徒手放松它，那就需要工具的帮助。请看下列图片：图中的人使用了一颗普通的网球，效果非常好。你也可以试试，杰里米会指导你。

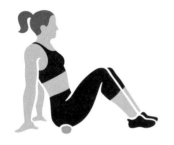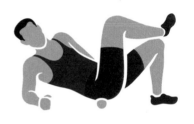

第一步 坐在地板上，拿一颗网球。

第二步 把网球放在地板上，把臀部一侧慢慢移到网球上，让网球靠近你认为的激痛点。先不要把全身重量都压在网球上，否则会很疼。

第三步 始终收紧核心。

第四步 轻轻前后滚动，直到感受到一个一触就剧烈疼痛的点，这可能就是激痛点。疼痛常常发射到腿部或腰部，但在这个点最剧烈。

第五步 一旦你发现痛点，在还能忍受的情况下慢慢把整个身体的重量压

在这个点上面，保持呼吸。

第六步 呼气时，试着放松臀部肌肉。由于在疼痛状态下，僵硬、紧绷是人体的本能反应，所以身体通常不会自然放松。你需要忽略这种本能，尽量放松。

第七步 如果你正好压在激痛点上，疼痛会相当剧烈。**但是在 10 ～ 30 秒内，你会感到疼痛的强度逐渐降低。**记住，每次呼气时都要放松。祝贺你，做到了！至少已经初步掌握了窍门。大多数人需要多次尝试，但都能

做到。由于你按压激痛点放松了肌肉的痉挛，疼痛得到缓解。

第八步　如果你没有感到疼痛减轻，那可能没有找准激痛点。请在这个位置周边小圈滚动（激痛点的直径不超过一枚硬币），直到找到痛感最强烈的位置，然后再试一次。

第九步　再次慢慢滚动，直到你找到别的激痛点。重复上面的步骤。

第十步　部分人会注意到，在做了一次放松之后，慢性背痛会明显减轻。这是个好兆头！但这并不代表你痊愈了，只是意味着你的康复指日可待。即时缓解的效果如此之好，以至于你很想说："我做完了。"其实你还没有做完，你需要多次放松，并且遵循本书中其他的长期训练计划。

腰部激痛点

　　对于激痛点可能在腰部的人，请阅读下面杰里米的指导（与前述方法相似）。

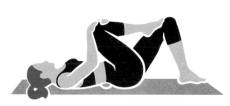

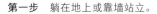

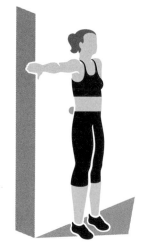

第一步　躺在地上或靠墙站立。

第二步　将一个网球放在脊柱任意一侧的腰部肌肉下面。

第三步　与寻找臀部激痛点一样，轻轻地小圈滚动，直到你找到一个非常痛的点。这个点可能向外放射疼痛，也可能不会。

第四步　无论你躺着还是站着，都要轻轻地把身体更多的重量压在激痛点上。

第五步　保持呼吸。当你呼气时，有意识地放松网球接触的肌肉。这会让你放松更深层的肌肉，这些部位其他方法都触及不到。

第六步　在 10 ～ 30 秒内，你应该感到疼痛明显减轻。如果没有感觉到，可能是没有找准激痛点。请在这个位置周边小圈滚动（再次提醒，激痛点的直径不超过一枚硬币），直到找到痛感最强烈的位置，然后再试一次。

臀部和腰部激痛点疑难解答

请看看下面的问题是否耳熟。

- "我找不到任何疼痛点。"如果多次尝试了臀部或腰部肌肉的每个角落之后，都没有发现剧烈疼痛的部位，那么祝贺你！你没有激痛点，可以直接看下一章了。

- "压住这个点时，我疼得更厉害了，一点缓解的迹象也没有。"如果发生这种情况，则可能属于以下两种情况之一：你按压的点并没有在激痛点区域，或是没有在激痛点的中心位置。如果疼痛忽然加剧，放开后依旧持续了一段时间，可能是你压到了神经或滑囊。此时你需要避开这个区域继续寻找。如果疼痛保持不变或是稍有加剧，可能你按压的点没有直接位于激痛点之上。稍微移动一下，看看能不能找到正确的点来放松。

- 我必须再次强调，不是每个人都能做到这一点。如果需要帮助，请求助合格的脊骨神经医师或物理治疗师。

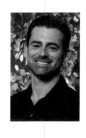

第十四章

规则六：
先爬后走，先走后跑

杰里米　撰

....

　　读者已经知道，永久地改变行为是本书治疗方案的精髓。这不仅意味着你需要改变自己的一举一动（保持脊柱中立位等），还需要循序渐进地掌握并坚持执行我们精心设计的训练计划。这套训练计划的终极目标正是**永久**治愈背痛。本书有大量关于训练的文字和图片，但并不意味着你必须做很多训练（真的没有那么多）。我们希望你能把动作**做对**。记住，你一定要仔细阅读，集中精力用正确的方式训练，否则，你会不知不觉地用代偿模式来进行练习。若是动作做错了，只会让情况更糟。

　　做好这些训练的关键在于学习动作时一定要放慢速度。不管你是否擅长运动，都得一步一步地学习。这是一个治疗的过程，你不能操之过急。治疗的过程有自己的**节奏**，你必须跟随节奏。你需要随着时间慢慢推进训练，只有当你掌握了一定层级的训练，做好进阶准备时，才能从一个层级进到下一个层级。

记住，有的方法能让你迅速缓解疼痛，但唯有这些日常训练才能显著且永久地缓解你的疼痛与肌肉僵硬。

用稳定治疗，用稳定保持健康

改变运动模式的主要目标之一就是要让你深刻理解"用稳定治疗"的概念。待你完成初步治疗之后，就不再需要**保持不动**了。但是，学习如何始终相对**稳定**地运动（不要过度移动腰椎）也非常重要。

对于常人来说，这是一种巨大转变，必须循序渐进。我说过，你必须先爬后走。学习日常保持腰椎稳定的第一步，就是要学会在空中漫步的同时保持脊柱中立位（这属于"爬"的过程，看起来容易做起来难）。我们的目标是学会进行空中漫步时，腰椎不要移动。之后，我们再学习本章的其他训练。

关键提示：如果其中任何一个新动作让你产生痛感，一定要退回到上一步（如空中漫步）。坚持训练几天之后，再重新进行尝试。从理论上说，如果你能进行无痛的空中漫步，就一定能无痛地走路和移动。实质的问题是锻炼核心，激活正确的肌肉，学会让这些肌肉以正确的方式运动。当你遇到困难时，就回到上一步重新开始。

　　当你已经可以轻松地在不移动腰椎的情况下进行空中漫步，试着边走边保持腰椎稳定。实际操作可能稍微有点复杂，因为受到更多因素影响了。现在你处于负重的状态，除了我们提到的核心之外，还需要臀肌和背阔肌等重要肌群来支撑脊柱。如果一开始你无法做到在无痛状态下进行这个动作，那就先按照书中的建议练习一段时间，直到你在直立时有足够的力量支撑自己的脊柱。

脊柱中立位的行走

脊柱中立位的行走是将前述"脊柱中立位的空中漫步"（第97页）的运动方式应用于直立、负重的姿势。对于常人而言，只要能完成慢走训练，就能够提升无痛行走的能力。通过本书中的训练你能锻炼核心，提升臀肌的力量和耐力，让你能够在无痛或疼痛没有增加的状态下行走的距离越来越长。为了提升你在减轻疼痛的状态下行走的能力，请遵循以下指导：

第一步 保持良好站姿。站直，挺胸抬头，肩膀打开，肩胛下沉，身体不要前倾。让骨盆前后移动一下（跟先前在地板上做时一样）。然后，停在腰部感觉最舒适的位置。

第二步 用核心锁定脊柱中立位。

第三步 试着用你刚才准备好的姿势开始行走，注意保持腰部的位置。可以把一只手放在腹部、一只手放在腰部来感受运动。一旦你感觉自己已经掌握了如何保持脊柱中立位的行走，就可以开始自然地摆动手臂——如果你正在往前迈右腿，左臂跟着往前摆动。请务必注意手臂以肩部为轴进行摆动，这会有利于消解脊柱的压力。这个动作需要花一些时间来掌握，不要灰心，坚持练习。当你支撑脊柱的肌肉增强力量和耐力之后，这个动作会变得容易。

第四步 如果你感觉背部不适，就停下来坐几分钟，让背部休息一下。然后试着多走一会儿。随着时间的推移，你休息的时间会越来越短，能在无痛状态下越走越久。

现在，让我们继续进行一些稍微复杂的动作。为了让你做起来更简单（提升你成功的概率），我们会把这些复杂的动作分解开来讲解，最后再将分解动作组合起来。我们会从**髋部动**

作开始，因为髋部动作是最基础的。我们先讲解髋关节铰链吧！髋关节铰链是身体前倾时不让脊柱发生弯曲或受压的方法。正确的动作是以髋部为轴移动，而不是腰部。我们的腰部应在核心的参与下，处于一种受保护的中立位。确保身体前倾时腰部不会拱起或移动。我们来看髋关节铰链和腰椎弯曲（弯腰）的对比图（见图 14.1），前者正确，后者错误。这个动作简单，但要改变错误的习惯是有难度的。虽然困难重重，但势在必行。

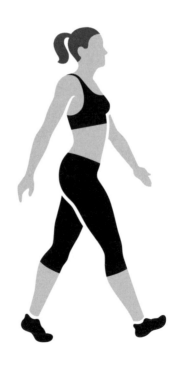

脊柱中立位的髋关节铰链

图 14.1 展示了正确（左侧）的髋关节铰链和错误（右侧）的动作。请注意左侧模特的腰部只有轻微的弯曲：**没有移动**。非常棒！而右侧模特的脊柱移动太多了，请不要这样做。你刚开始尝试这个动作时，可能会觉得有点别扭，而且你可能害怕自己无法既保持良好姿势，又达到那种程度的前屈。其实并非如此。你很快就会意识到，过去你用腰能达到的前屈，现在用髋部也能做到。你什么也不会失去，还会避免很多疼痛。而随着时间的推移，你还会越来越灵活。用腰部前屈，只会导致背部的僵硬和疼痛。但用髋部前屈就不会有这样的问题。让我们来练习一下。

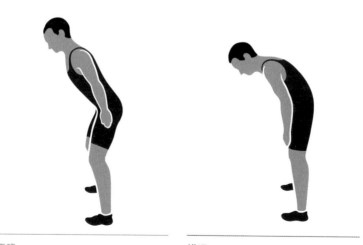

正确　　　　　　　　　　　　　　错误

图 14.1　髋关节铰链与弯腰对比

第一步　双脚分开，与肩同宽。

第二步　调整好姿势：找到脊柱中立位，收紧核心，肩膀打开，肩胛下沉，在保持脊柱中立位且无痛的状态下，尽可能站直一些。

第三步　膝盖微屈。

第四步　感受髋部两侧凸出的骨头，它们被称为大转子。请想象有一根轴穿过这两点，贯穿你的骨盆。

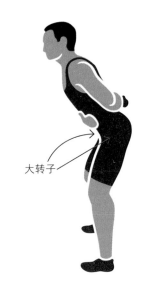

大转子

第五步　现在，一手放在腹部，一手放在腰部。让腰部的手指放在凸出的小骨头（棘突）上。在做髋关节铰链动作时，你可以用手感受腰部有没有出现错误的移动。

第六步　核心稳定（腰部的手指不应感受到小骨头的移动），躯干通过髋骨以想象中的那根轴慢慢前屈，同时让臀部稍稍往后推。如果你感受到腹部或腰部在动，请立即停下，从头开始。

第七步　在不移动腰部的前提下，尽量前屈。对于很多人来说，腘绳肌（腿部后侧）在刚开始会限制你的运动幅度。别担心自己的前屈幅度过小。只要我们跟随本书的建议训练，腘绳肌会逐渐放松。

第八步　慢慢回到起始位置，同样不要移动腹部和腰部。

第九步　做这个动作腰部不应有疼痛。如果感到腰痛，请重新调整你的姿势，找到脊柱中立位，收紧核心。现在好了吗？那就再试一遍。运动幅度稍微减小一点，保持在没有疼痛的范围内，逐渐增加运动幅度。

加入旋转

现在，我们需要加大这个动作的难度，为前屈加入旋转。正确的髋关节铰链动作，能让我们在无痛状态下向前、向后移动。我们接下来学习转身。需要再次强调的是，请用髋部移动，旋转时很容易想到移动腰部。我们不能让腰部有任何移动。试着想象你的胸腔锁定在骨盆上，中间没有关节，没办法扭腰。

全身旋转

　　这个动作需要胸、腹、髋一起运动。这意味着脊柱的运动幅度为零或接近于零。躯干会通过髋部、膝盖、骨盆旋转。如果胸腔移动时，髋部和骨盆依旧垂直于地面，就意味着是在靠腰部（腰椎）移动。随着时间的推移，这样的错误动作会磨损脊柱的椎间盘和关节，当加上负重时（比如从洗碗机取出餐具）还会更严重。跟髋关节铰链一样，正确旋转并不会让你失去运动能力，反而会提升你的运动表现。试试看吧！我必须再次强调，新动作并不难，但是要摒弃积习，就有一定难度了。

第一步　双脚分开，与肩同宽。

第二步　调整好姿势，找到脊柱中立位，收紧核心，肩膀打开，在脊柱中立位且无痛的状态下，尽可能站直一些。

第三步　膝盖微屈。

第四步　双手置于骨盆顶端，手指指向前方。习惯了这个动作之后，这个手势能帮你想象骨盆的动作。

第五步　放松膝盖，保持微屈，但核心要参与，移动膝盖和髋部，尝试向右转一点。你的手指、肚脐、髋骨、胸骨和脸都应指向同一个方向。如果脚有点转动也没有关系。

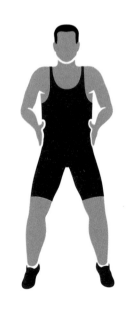

第六步　尝试向左转动。

第七步　通过慢慢增加膝盖的弯曲，增大旋转幅度。

第八步　通过转动脚，增加旋转幅度。

第九步　记住，在任何时候，尤其是在运动结束时，你的胸骨、头、肚脐和髋部应对齐。

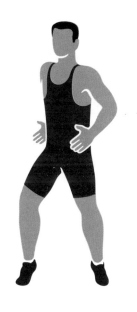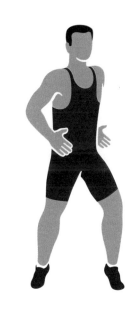

疑难解答

　　膝盖疼痛：不要让脚发力，旋转时转动内侧（身体远离的那一侧）脚的大脚趾球。

躯干旋转结合髋关节铰链和深蹲

现在，让我们试着把髋关节铰链与旋转和深蹲结合起来，让身体能在不压迫背部的状态下进行三维的移动，让你能完成日常的任务（比如从洗碗机取出餐具、搬运杂货）。你需要旋转和俯身（髋关节铰链），然后起身回到另一侧并伸展。

请注意，在整个连续的运动中，图中的人物并没有真正移动过他的脊柱（如果很难想象，请注意他的腰部）。他的胸腔一直锁死在骨盆上。图片展示了人可以在不弯腰的情况下，进行180度转身，还能最大限度俯身，然后手臂尽量抬高。我们来试试吧。

第一步 双脚分开与肩同宽。

第二步 找到脊柱中立位，用核心锁定它。

第三步 保持良好站姿。

第四步 躯干向右旋转，注意腰部不要扭动。

第五步 转身时，转动内侧脚。

第六步 开始旋转时，进行髋关节铰链动作，并向前屈，不要弯腰。

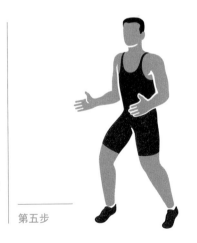

第五步

第七步 在不扭腰和弯腰的前提下，尽量向右下旋转。现在你会处于深蹲或分腿蹲的姿势。

第八步 伸出手臂，仿佛你要从地上捡起东西似的。

第九步 收回手臂，将重心移回到臀部和脚。

第十步 运用臀肌把身体从蹲姿推起，用右臀把身体旋回中线，同时用髋关节铰链动作让身体回到站姿。

第十一步 你越过中线时（务必不要扭腰），请转动右脚，继续使用右臀，并且举起双臂，仿佛要往搁板上放些东西。

第十二步 回到起始位置，不要扭腰。在镜子前多试几次。

第十三步 在相反的方向把整个动作重新做一遍。

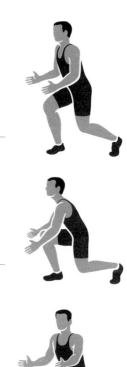

第七步

第八步

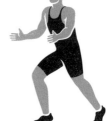

第九、十步

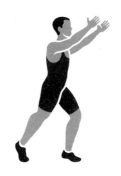

第十一步

疑难解答

- 膝盖疼痛：如果膝盖在躯干开始旋转时就感到疼痛，那么需要让脚少发力一点，并且让脚稍微转动一下。如果是在髋关节铰链动作向前屈到达动作最低点时出现膝盖疼痛，那么把臀部稍微再往后推一些，让你处于深蹲姿势（像一个棒球接球手），并且还要减小运动幅度。试着从小幅度动作开始，逐渐增加幅度。

- 背部疼痛：如果出现背痛，则很可能是扭腰、弯腰，或是臀部力量不足以支撑自己完成这个动作。你需要检查一下：自己能不能在无痛状态下完成髋关节铰链？如果可以，那就不是这个问题。自己能不能在无痛状态下旋转？能不能在无痛状态下深蹲？如果你能在无痛状态下完成这三种动作，那有可能是你无法在不牺牲其中一种动作质量的情况下，结合这三种动作。试着在镜子或伙伴面前，用最小幅度分步骤做这个组合动作，之后再慢慢增加动作幅度。如果哪一步引起了疼痛，就训练哪一步，直到你能无痛做到为止。之后重新尝试这个动作。

记住，这些动作必须成为你的习惯。这听起来让人气馁，但是真的没有那么难。一旦你的背部感觉开始变好，当你做的动作错误时，自己会有感觉，并且会不惜一切代价避免错误动作。

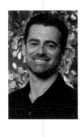

第十五章
规则七：
为长远昂首挺胸

杰里米　撰

治疗背痛是条漫漫长路，而且并非易事。但它比活在背痛的阴影下简单太多了。

到目前为止，我们已经完成了背痛治疗的大部分内容。你已经学会了如何维持脊柱稳定，如何锻炼核心的力量来全天保持脊柱中立位。你也学会了如何增强自己整体的力量。这很棒！但你还需要学习最后一步，就是把所学的技能融入日常生活中去。请不要嫌麻烦，真正的行为改变需要不断地重复和时间的累积。可能要花上好几个月，并且要反复阅读本书，才能让正确的行为成为你的"本能"。我只是想向读者展示一下你目前所学技能的一些实际应用。

在本章的末尾，我会告诉你如何找到一位优秀的物理治疗师或脊骨神经医师（如果你需要的话），因为少部分读者会觉得本章中的某些步骤非常困难，在治疗师或医师的帮助下，这些动作会完成得更好。但是请不要误会，我并没有放弃你们。

坐 姿

你有很长的时间坐着，所以一定希望自己的**坐姿正确**。我们现在就让坐姿成为治疗的一部分，而不是背痛的成因。图15.1 左侧展示的是错误坐姿，右侧展示的是理想坐姿。

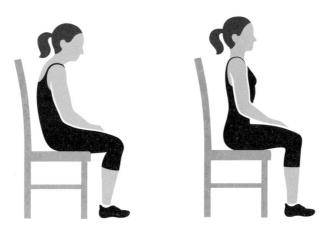

图 15.1　坐姿

人体的"坐骨"（被称为坐骨结节，是当人坐着时能感受到的臀部下方突出的骨头）应位于肩膀正下方，腰部有轻微的自然弯曲（脊柱中立位），膝盖应呈 70 度角，脚掌位于腿正下方或略靠前。头部应在肩部正上方（没有前伸），肩部应完全打开、下沉。这是一种短时间内的理想坐姿。为什么是短时间呢？因为人只能坐一小会儿。**坐姿的秘密在于不要坐太久！你坐着不动的时间只能是二三十分钟。**然后你需要站起来活动一下，哪怕只活动 **30 秒**，一定要**动起来**！

在办公室

对于长年累月坐在电脑前办公的人来说，图 15.2 右侧是短时间内的理想坐姿。

你的肘部需要接近 90 度，显示器的高度要让眼睛自然看向前方，同时头部在肩部正上方。如果用笔记本电脑或平板电脑工作，我强烈建议把设备放在桌子上，而不是腿上。如果只用平板电脑工作，就配置一个键盘，并把平板电脑放在支架上（不过，如果你颈背本身就有问题，请尽量选择台式电脑）。另外，我强烈建议你用站姿和坐姿交替办公。如果有条件，可以配备一台可调节的坐 / 站两用式办公桌。这种姿势的变换，能把全天在身体某个部位累积的潜在有害负荷转移到不同部位，防止某个部位承受过多负荷。我不建议把每天坐 8 小时改成每天站 8 小时，这会导致很多其他问题，而且不仅仅是背部问题了。一天当中站、坐反复交替才是最佳模式。

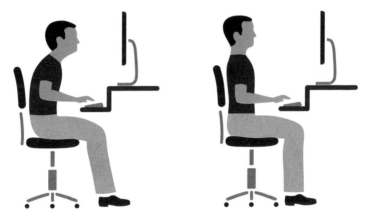

图 15.2   办公室坐姿

智能手机

人们发明了一些形象的新名词，来描述近年出现的脊柱疾病，比如"低头族"（"Text neck""iHunch"）。从现在很多 12～15 岁青少年的 X 光片来看，他们的脊椎退化程度甚至和 60 多岁的老年人差不多了！这是图 15.3 所示的无所不在的姿势导致的。青少年和成人蜷缩着、全神贯注地盯着手机。

智能手机对我们的颈背简直就是一场灾难。为什么呢？还记得**蠕变**吗？让颈背长时间以同样的姿势弯曲，会拉伤肌肉和韧带，最终导致关节退化。最简单的解决方案就是减少使用手机和平板电脑的时间，除此之外，还有一些小建议。

首先，当然是稍微限制一下自己用智能手机发邮件和上网的时间，尽量用台式电脑做这些事情，因为在电脑前更容易保持良好姿势；或者在你能坐好的时候才用智能手机。但其实这很难，因为你会不自觉地变成图15.3所示的姿势，而低着头看手机就会对颈背造成伤害。但是，你可以试试看能不能调整一下。比如，躺在沙发上，把手机举在头部上方的位置。不知道你能不能一整天都这样做，但这样对背部会稍微好一些。或者侧躺，把手机放在面前。或者每隔几分钟就换一次手机或平板电脑的位置——先放在面前，再移到侧面，停下来休息一分钟，晃晃脑袋之类的。我们的读者都很聪明，能想一些办法。我们知道你很难放弃智能手机，但是你也不可能改变自然规律。所以在使用智能手机时，想办法让脊柱保持中立位！为你的孩子做个榜样，也救救自己的背吧！

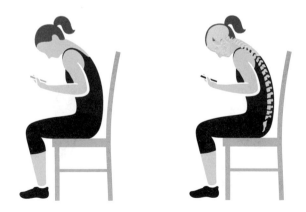

图15.3　使用智能手机的错误姿势

从椅子上起身

　　从椅子上起身，恰好是深蹲的后半部分（起身）。从马桶上起身等其他类似动作也是一样。首先，坐在椅子上，脚放在地上或接近地面。按照下面步骤，用深蹲从椅子起身。你需要养成每次从椅子上都这样起身的习惯。

第一步　向前滑动，让你的坐骨移到椅子边缘。

第二步　找到脊柱中立位，收紧核心以锁定它。

第三步　做髋关节铰链，身体前倾，腰部不动，把脚放在地板上。请看图，是不是跟你深蹲时用髋关节铰链把臀部后移一样？当你把重心从椅子上转移到脚上时，开始进行"把地面撑开／把纸张撕成两半"（见第167页）的动作，用臀部力量把自己推起来。

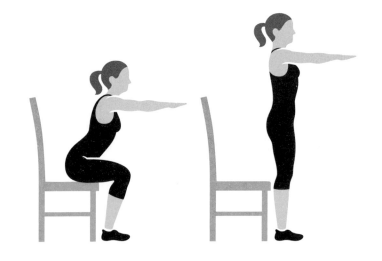

第四步 收缩臀肌，同时让臀部向前、向上推，全程保持脊柱中立位和核心收紧。

第五步 多尝试几次，直到你感觉大部分动作都是臀部在发力。

第六步 想想你从车里出来，从马桶上起身，是否动作是一样的？我们希望读者养成这个好习惯。

从地板上站起来

　　一旦你掌握了分腿蹲就会发现，运用这个动作就能以不损伤背部的方式从地上站起来。下面是如何做。

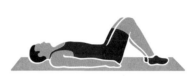

第一步　随意躺在地板上。

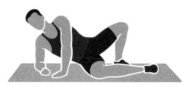

第二步　翻个身，让手和膝盖着地。

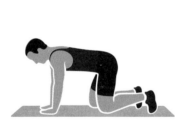

第三步　找到脊柱中立位，用核心锁定它。

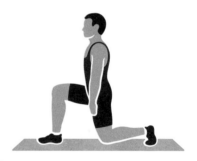

第四步　一条腿跪着，一条腿向前，弯曲成 90 度。

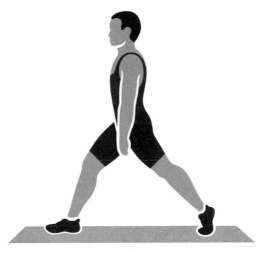

第五步　踮起后脚，只让大脚趾球着地。

第六步　现在我们在分腿蹲的最低点（见第 170 页），用后腿的臀肌把身体推起来，跟分腿蹲时一样。

　　刚开始可能有点难，在进行这个训练之前先练好分腿蹲。随着时间的推移，你会习惯用这种方式从地板上起身，这样就不会损伤背部和膝盖。

提举重物

很多读者一定知道，如果背部有问题，提举重物（甚至是比较轻的物体）就会有一定风险。有的人可能永远再也无法提举重物，有的人可能只是暂时如此。对于大部分人来说，恢复到能提举重物（23公斤以上或根据个人情况而定）的概率很大，只是需要时间而已。当你提举物体时，无论物体重量多大，都可以遵循以下建议，以降低受伤的风险。

第一步 缩短人体与物体之间的杠杆臂。杠杆臂是指当你把物体提离地面时，你与物体之间的距离。你开始提起物体之前，让物体离你的身体越近越好。

第二步 尽量运用臀肌。记住，臀部巨大而强壮的肌肉正是用来提举重物的。如果你不使用臀肌，就会用更弱小的肌肉来代偿，有可能会把身体压垮。在提举物体时，你需要参照深蹲训练的指导。

第三步 如果你需要转身，那就让脚调整方向，而不要扭动躯干。如果不知道怎么移动脚，请练习第十五章的旋转姿势。

第四步 请全程保持脊柱中立位并收紧核心。提举重物时，你的核心要比平时收得更紧。但是不要把这种收缩与"吸气收肚子"或"憋气"混淆了，那样会增加腹部压力，对椎间盘施加更多的压力。

你也可以参考"躯干旋转结合髋关节铰链和深蹲"（见第194页）。

家务活

根据我的经验，很多不起眼的日常活动会引起很大的问题。大多数人认为，如果东西不重，就不需要去注意自己搬运或提举的姿势是否正确，但真的不是这样。还记得地质作用吗？这些看似无害的日常活动，就像风吹在坚硬的岩石上一样，久而久之便会侵蚀岩石。这一类活动通常包括用吸尘器除尘、从洗碗机取出餐具、收拾杂物、修剪草坪、抱起孩子、铲雪、拔杂草、坐在沙发上等。请正确地进行这些活动，每次你俯身捡东西时，想想书上讲的内容。

开 车

正确的坐姿也适用于开车，除了驾驶者为了踩油门和刹车踏板时通常会做的前伸右脚、身体前倾。如果你经常开车，这个动作最终会导致骨盆发生轻微的移动。骨盆的受力不平衡会引起背痛。所以，开车时尽量让坐姿对称。但还是要记住，最好是每二三十分钟就挪动一下自己的姿势，不要让背部的某块小区域一直承受过多负荷。如果你需要长途驾驶，至少每个小时就停车下来休息一下，尽量减少蠕变给身体带来的影响。如果你开车时背部不适，可以用腰部靠垫来救急。

睡　觉

　　睡觉可能会是一项巨大挑战。我们先从选床垫开始吧！如果你是清早起床时背痛，就很有可能是床垫有问题。试试不同的床垫，看看是否会有改善（我知道这有点麻烦，但却值得你花费时间和精力去进行尝试。对于有些人来说，更换一个床垫也许能永久缓解背痛）。试试去酒店、客房、儿童房睡觉，看看起床时背痛是否改变，情况是更好还是更坏？如果的确有差别，那么你的背痛多少跟床垫有关。但我们也没有严格的标准可依，以下信息通常是合理的：非常瘦的人更适合睡硬一些的床垫，而较丰满的人更适合睡偏软的床垫。这样的身材与床垫软硬度的搭配能让脊柱相对保持在中立位。但这仅供参考，不是所有人都适用。现在有些公司专门生产针对背痛的床垫，部分产品也是相当不错的。

　　对于常人来说，仰卧是最好的睡姿。不幸的是，大多数人都无法以仰卧为睡姿。根据我的经验，其他睡姿有利有弊，取决于个人的情况，最重要的是找到适合自己的睡姿。但有一种例外情况：如果你在清晨发现自己腰部僵硬，且感到身体前倾，那很可能是你的腰肌紧张。这些肌肉属于连接脊柱和大腿的大髋屈肌。如果出现这种情况，你就要**避免用胎儿的姿势屈膝睡觉**。否则，你的腰肌整晚都处于收紧状态，会变得越来越紧张。我们需要把身体伸展开。

性生活

这个话题相当微妙，但我们还是想谈一谈。因为这个话题对人们的身心健康非常重要，而且的确有一些技巧能让人在不伤害背部的前提下保持比较活跃的性生活。认真阅读本书的读者，也许自己都能摸索出一些方法来。你猜得到吗？你需要保持脊柱中立位，并且训练髋关节铰链动作。在性生活中融入这个动作可能稍有挑战。从我的生物力学知识及患者的反馈来看，对性交伴侣最容易的体位是"后背体位"，即一方四肢支撑保持脊柱中立位并收紧核心，另一方采用跪姿，保持脊柱中立位，同时做髋关节铰链动作。非常抱歉打扰了你的私生活（我也很尴尬），但是如果你能做到这样的姿势，就会发现跪着做髋关节铰链动作比躺下更容易一些。跟其他活动一样，如果你能坚持按照本书的指导训练，随着背痛的缓解，性生活也会更愉悦。（然后，正如克里斯阅读本章时所说："你能重拾自己的野性。"）

寻找一位优秀的物理治疗师或脊骨神经医师

正如我在第十四章中谈到激痛点时所说，在短期内，你可能真的需要找到一位好的治疗师（脊骨神经医师或物理治疗师）来帮忙。此外，少数相当棘手的病例可能需要一位技术娴熟的临床医师的长期治疗。如果读者无法到阿斯彭去，我希望接下来的内容能帮你在附近找到这样一位医师。就像挑选好的床垫一样，没有什么一成不变的标准，但我总结了一些建议，希望对你有所帮助。试试用下面的标准来寻找治疗师。

1. 治疗师最好由你信任的人推荐。

2. 如果你遇到立即安排你进行多次（10 次以上）理疗的治疗师，而且又没有在治疗项目初期向你提及训练或行为矫正，就一定要警惕。

3. 如果你遇到的治疗师只是为你进行手法治疗，而且在几个疗程之后还没有提醒你要改变习惯、姿势、运动方式，就要警惕了。在最初的治疗阶段，只做手法治疗可能有必要，但至少在开始治疗后一两周内，应该讨论行为改变和训练的问题。

4. 一位优秀的治疗师可能会问及你的日常活动和习惯，并建议你在短期内改变或限制一些习惯和活动，直到疼痛好转为止。

5. 一位优秀的治疗师不仅会详细询问你的病史，还会用一些寻根究底的问题来评估你的状况。此外，治疗师还应该进行一些测试来确定患者发生疼痛的组织。

6. 如果你的臀部或腿部疼痛，一位优秀的治疗师会问一些相关问题，并会根据你的答案判断是否是神经的问题。

这些问题应该包括你是否感到麻木、刺痛或无力。如果你对这些问题的答案是肯定的，治疗师要么会对你进行神经系统检查，要么会问你最近是否做过神经系统检查。

7. 如果一位优秀的治疗师要帮你消除慢性背痛，会在你身上花超过 10 分钟。因为更短的时间是无法完成治疗的。在某些情况下，急性背痛可以通过快速的关节矫正来治疗，但慢性疼痛不行。

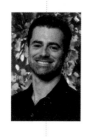

第十六章
需要活动度的部位

杰里米　撰

　　关于保持稳定，我们之前已经讲得够多了。那么，活动度问题又该怎么解决呢？人们常常问我这个问题。腰痛患者需要增加下肢和髋部的柔韧性和活动度。在这个简短的章节我将会告诉读者如何增加和保持这些部位肌肉的柔韧性和关节的活动度。这里将介绍几种训练，读者每天花一两分钟就可以完成。

　　下肢的大肌肉和髋关节缺乏柔韧性，就会增加腰椎的压力和负荷，还会限制血液流向重要部位。保持柔韧性和活动度需要将动态活动度训练和静态拉伸相结合。

活动度

　　我们提到关节的活动范围时，用到的是"活动度"这个术语。活动度不是拉伸，而是活动，其目标是在不损伤腰部的情况下，最大限度地活动关节。在我们的目标当中，髋关节的活动度最为重要。正如本书反复强调的，我们希望尽量减少腰椎的移动，同时最大限度地增加髋部的活动范围。

除了髋部的活动范围受限会对腰部有影响，髋部的活动度对其本身的健康也很重要。由于髋关节没有直接的血液供应，因此需要依靠关节运动产生的压力将营养物质（滑液）"挤"进关节间隙。髋关节的活动范围越受限，挤进的滑液就越少，最终会导致髋关节受损和退化。最终，这可能会需要进行髋关节置换和其他手术。我们通过拉伸来拉长髋关节周围的肌肉，并通过活动度训练对髋关节进行"润滑"，从而最大限度地增加髋关节的活动范围。

髋关节环绕

　　请在进行训练之前练习这个重要动作。不要弯腰，也不要抬高臀部，务必保持腰部不动。

第一步　双手和双膝着地。

第二步　找到脊柱中立位，收紧核心。

第三步　轻轻抬起一侧膝盖，用髌骨做"画"圈的动作。在保持腰部不动的情况下，让髋关节的活动范围达到最大。换句话说，应该由髋关节来进行这个动作，后背不能动。如果你做得正确，就会感到腹部肌肉正在非常努力地发挥作用，以维持背部稳定。

第四步　顺时针和逆时针方向分别转10 圈，然后换另一侧。

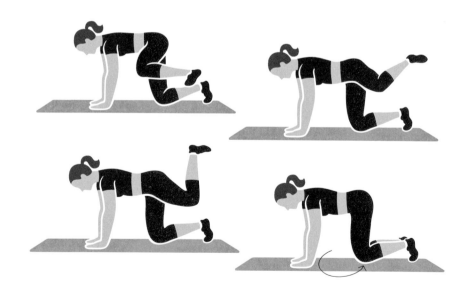

拉 伸

根据我的经验，人们在治疗背痛时，往往过度依赖拉伸。拉伸固然有其所长，但也须与本书所有其他策略（改变习惯、保持脊柱稳定、加强核心力量）结合才行。脊柱和相关肌肉的平衡性和稳定性越高，你所需的拉伸时间就越少。

根据一些研究，为了增加肌肉的柔韧性，拉伸需要持续一段时间（45～60秒）。拉伸也需要一定的强度，以促进拉长肌肉。本章中所提及的拉伸是"静态"拉伸，静态拉伸是保持在固定位置较长时间。这是为了促进肌肉的拉长。请不要把它与"动态"拉伸混淆。动态拉伸是伴随着运动进行的拉伸，最好在训练之前进行。比如每天例行进行腘绳肌动态拉伸就很好。

腘绳肌、臀肌、梨状肌和腰肌是需要保持柔韧性的关键肌肉。下面提到的4种拉伸，请尝试保持45～60秒，强度以10级计，需要达到6级。在做拉伸时，请确保除手臂外的所有部位都处于放松状态。同时，你需要轻微收紧核心对背部做一定的保护。请在训练后做这些拉伸动作。

腘绳肌拉伸

第一步　准备一条腰带、毛巾或弹力带（长度应为你腿长的两倍）。

第二步　仰卧，把带子绕在一只脚上。

第三步　找到脊柱中立位，收紧核心。

第四步　慢慢地抬起这条腿，直到你感到适度的拉伸（大约 6 级的强度）。

第五步　保持 45 ～ 60 秒。确保你的手臂和核心是仅有的在发力的部位，其他部位都应该放松。

第六步　换腿重复。

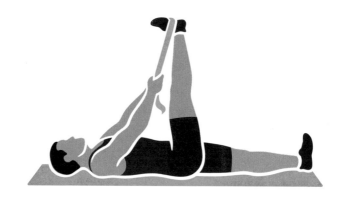

臀肌拉伸

第一步　仰卧，找到脊柱中立位，轻轻收紧核心。

第二步　把一条腿交叉在另一条腿上。

第三步　双手抱住未交叉的那条腿，以这条腿为杠杆将交叉的腿往后拉，以拉伸臀肌。

第四步　保持 45 ～ 60 秒。确保你的手臂和核心是仅有的在发力的部位，其他部位都应该放松。

第五步　换腿重复。

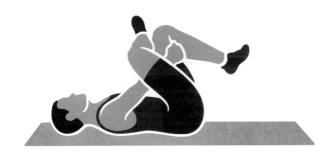

梨状肌拉伸

第一步 仰卧。

第二步 找到脊柱中立位，收紧核心。弯曲一侧膝盖，将其拉向胸部。

第三步 如图所示，用对侧的手握住这条腿的脚掌前端或外侧。

第四步 用同侧的手握住膝盖。

第五步 将膝盖拉向对侧的肩膀，以拉伸臀部。

第六步 保持 45 ～ 60 秒。确保你的手臂和核心是仅有的在发力的部位，其他部位都应该放松。

第七步 换腿重复。

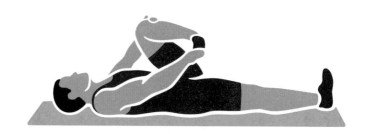

腰肌拉伸

腰肌拉伸比其他部位拉伸稍微难一些。我们的目标是能感到大腿顶端、腹股沟、腹壁内侧的拉伸。

第一步 采取单腿跪姿：一条腿在前，膝盖弯曲，脚着地；另一条腿在身体下方，膝盖弯曲，小腿和膝盖放在地面上。

第二步 找到脊柱中立位，收紧核心。

第三步 通过髋骨前推带动身体前移，同时会挤压同侧的臀肌。你应保持脊柱中立位，不能弯腰，此时也不要用髋关节铰链进行前屈。

第四步 将手臂举过头顶，你应该感觉到大腿、腹股沟和 / 或腹壁内侧的拉伸。坚持 45 ～ 60 秒，然后换腿。

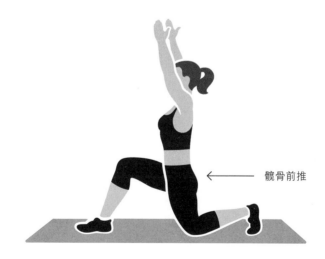

髋骨前推

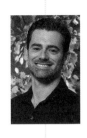

第十七章
特殊情况

杰里米　撰

　　这部分内容很有趣，但并不是人人都需要阅读。这部分专供**可能需要医学治疗的患者阅读**，或者需要一定程度的医学帮助和"书籍帮助"的人阅读。

　　有一些更极端或特殊的情况会导致背痛，对于这些情况你需要医生针对个人情况进行指导，但从本书你也能得到一些实质性帮助。无论是哪种情况，你可能都会问：如果我必须要就医，那么为什么不把问题都留给医生呢？答案有两个方面。第一，本书的理念和训练能为你打下很好的基础，让你能更好地接受医师建议的具体治疗。第二，根据我的经验，太多的治疗师会直接让病人进行具体的训练和拉伸，跳过为脊柱的力量和健康打下基础的环节，而这个环节就是本书的内容。

　　所以，先阅读本书，再寻求具体的治疗。通常来说，我们的一般建议会给患者实质性帮助。但请注意：本书的部分训练可能会加剧某些患者的疼痛。如果出现这种情况，请立即停止。抱歉，情况有点复杂。不过，对于特殊病情的患者来说，本章的**特别建议**也能有所助益。请就医，并且在医师的建议和本书的建议中找到最适合自己的方式。这是一种两面的方法，可能对特殊病情都有帮助。通常情况下，医疗虽然能让疼痛得到巨大缓解，但无法根除疼痛。

椎间盘突出

椎间盘突出意味着椎间盘有破裂，这非同小可。你需要就医。如果医生让你尝试保守（即非侵入性）治疗，而本书又无法马上缓解你的剧痛，那么可以注射糖皮质激素缓解疼痛。我不太推荐患者进行这种治疗，但有时患者的确别无选择。有时，注射糖皮质激素能将炎症和疼痛降低到患者可以忍受的程度，以进行康复训练。你应该知道，注射糖皮质激素会减慢椎间盘突出的愈合速度。向医生好好了解一下注射糖皮质激素的风险和收益。

如果椎间盘突出引起的疼痛发射到腿部，一种叫作"神经牙线"（Nerve Flossing）的治疗兴许能有帮助。这听起来有点像是开玩笑，但并不是。神经牙线治疗是一种牵引或"擦洗"

神经根的技术，当神经根从突出的椎间盘附近的脊髓中出来时，这种治疗会清除掉不时粘在神经根上的附着物。如果有这些附着物（通常是椎间盘组织碎片或瘢痕组织）粘在神经根或神经上，就会引发或加剧疼痛，因此清除它们很有帮助，患者有时会感到症状得到显著缓解。注意：这项技术开始时可能会加剧疼痛，之后疼痛才会缓解。虽然有时它并不起效，但这个治疗还是值得一试。油管（YouTube）有很多关于这个话题的视频。我最喜欢斯图尔特·麦吉尔医生的方法。他有各种各样的视频，并在他的书中详细描述了他的方法。

骶髂关节疼痛

根据我的经验，这种疼痛可能是最难治疗和最顽固的病症之一。骶髂关节是骨盆两侧连接髋骨与骶骨的关节。

对于一个身体健康的人来说，骶髂关节不应该有过多活动，交叉的大韧带和肌肉维持着它的稳定。骶髂关节过度活动会导致反复发作的剧烈疼痛，这种疼痛常始于臀部重摔或分娩时扭伤了这些韧带。一旦韧带变形，骶髂关节就会变得不稳定。对于患有慢性骶髂关节痛的患者，学会在适当的时候让核心肌群和臀肌发力会有帮助。

有时候，患者需要接受治疗。有一种方法是增生疗法，用以收紧松弛的韧带并稳定关节。它在骶髂关节附近注射刺激物，让连接关节的韧带硬化增生，使关节更加稳定。根据我的经验，略多于 50% 的患者能有效果。先试试本书的方法，看看自己能缓解到什么程度。你应该会得到很大的缓解。如果还是没有，那么在决定尝试增生疗法之前一定要多咨询医生。

在考虑增生疗法之前，除了前面我们已经讲过的训练，还可以尝试以下训练。

等长内收

因为患者的骶髂关节本身就缺乏稳定性，所以本训练的目的是在不移动骶髂关节的前提下，强健大腿内侧的肌肉。你需要一个药球、一个厚枕头，或者类似的东西。

第一步　仰卧，膝盖弯曲，把药球放在双膝之间。

第二步　找到脊柱中立位并收紧核心。

第三步　用五分力量，将球夹在两膝之间，注意保持核心收紧，坚持10秒。

第四步　重复10次，做2～3组。

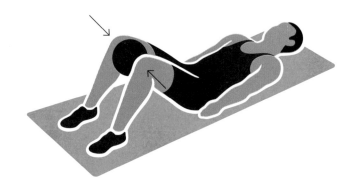

等长外展

与上个训练类似，本训练旨在不移动骶髂关节的前提下，强健髋部外侧肌肉。只是，本训练的重点是锻炼臀部外侧的肌肉。在这个训练中，你需要一根弹力带或是橡胶管。

第一步 仰卧，膝盖弯曲。

第二步 找到脊柱中立位并收紧核心。

第三步 把弹力带或橡胶管绕在腿上，位于膝盖之下。

第四步 臀肌发力，膝盖外展 45 度。

第五步 坚持 10 秒。

第六步 重复 10 次，做 2～3 组。

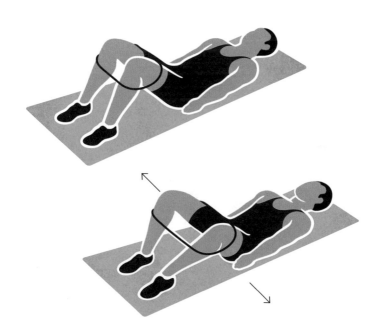

侧身"自行车"

要做对这个训练很难。你需要让腿部始终保持在同一个水平面上。如果从侧面看，腿部不会出现上下摆动。也就是说，在整个运动过程中，膝盖和脚掌的相对位置不变。

第一步 侧躺，上方的手臂放在身体前侧，支撑身体。

第二步 收紧核心。

第三步 想象骑自行车的样子，抬起上方的膝盖，接着脚向前蹬，然后把膝盖收回，脚向后蹬，让上方的腿在空中做骑自行车的动作。脚向后蹬时，注意用臀肌发力，打开髋部前侧。

第四步 只在不移动背部的前提下进行。

第五步 重复10次。

第六步 向后骑车。

第七步 把脚跟向后推，当脚在身体后侧时，用臀肌发力并伸展髋屈肌。

第八步 不要让腿上下摆动。换句话说，腿部需要一直保持在同一个水平面上。

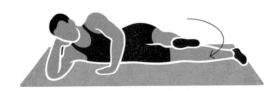

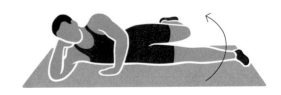

椎间盘膨出

如果解除椎间盘承受的压力，大多数椎间盘膨出都有机会自行愈合。因此，对于膨出的椎间盘，最重要的是不要再刺激它。患者需要限制对椎间盘施压的活动。这意味着减少坐下的时间（少开车和坐飞机等），还不能弯腰拾起物体和做扭腰动作（高尔夫、网球等）。有一些方法可以让你在不扭腰或弯腰的情况下继续进行这些运动。当你需要坐着时，别忘了**蠕变**的概念。如果你需要坐一整天，就每隔二三十分钟起身休息一下。如果你有椎间盘膨出，就更要注意防止**蠕变**了。

"俯卧撑"能帮部分患者缓解椎间盘膨出引起的疼痛。约瑟夫·麦肯基医生在他的"麦肯基疗法"中推荐了这种方法。他认为这种训练有助于椎间盘回到自己原来的位置。

俯卧撑

虽然不是所有人都会从这个动作受益，但是它的确值得一试。

第一步 俯卧，肘部弯曲，前臂平放在身体两侧的地面上，掌心朝下。

第二步 轻微收紧核心。

第三步 最困难的部分来了，你要试着把上半身从地板上推起来，并且不能运用腰部肌肉。用你的手臂来完成，而腰部应该放松。如果你本身就有椎间盘膨出的问题，又用腰部肌肉来推起身体，就很有可能会发生肌肉痉挛，让情况变得更加糟糕。

第四步 慢慢、小心地把上半身推离地面。如果你的腰部不自觉地参与，那么马上停下来，慢慢把身体放回地面上，重新开始。

第五步 慢慢地继续动作。只要腰部肌肉没有参与，也没有出现疼痛，就尽可能把身体推高。坚持 10 秒。

第六步 只用手臂慢慢地把自己放回起始位置。重复 5～10 次，可以每天做。

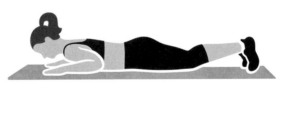

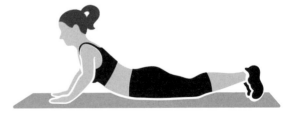

椎管狭窄

如果患有严重的椎管狭窄，可能需要医学治疗。但是，本书到目前为止所讲的内容也会大有帮助，甚至起到治疗的效果，所以值得一试。对于严重的椎管狭窄患者，我们无法保证80%的成功率，但成功的可能性也很大。中度到轻度的椎管狭窄患者普遍反映本书的方法十分奏效。

读者会觉得这个过程似曾相识。首先，依旧是要找到并保持脊柱中立位，这样一来，刺激就会逐渐减轻。一旦你适应脊柱中立位之后，再重新尝试行走。对于大多数椎管狭窄患者来说，中等距离的行走都可能会成问题。确保自己的脊柱保持中立位，并且以肩膀为轴摆动手臂。另外，如果觉得不适就要坐下休息，不要等到有疼痛了才停下。最后，试着逐渐增加每次行走的距离。随着核心肌群的耐力和力量逐渐增长，你每次行走的时间也会越来越长。我必须再次提醒读者，如果你患有严重的椎管狭窄，可能需要接受手术（尤其是当你出现下肢症状时）。即使如此，我还是见过无数患者，他们的磁共振成像报告显示有中度到重度的椎管狭窄（侧方狭窄或中央型狭窄），但他们能在不进行手术的情况下将疼痛降到很低水平，并且将身体功能恢复到较高水平。所以本书的方法值得尝试。

对于许多患有侧方狭窄或中央型狭窄的人来说，由于骑车时人体的姿势是前倾的，所以自行车运动不失为一种锻炼和缓解背痛的好方法。另一个解决方法是进行下面的拉伸来缓解椎管狭窄引起的不适。

椎管狭窄缓解拉伸

这项拉伸是抱膝触胸，能缓解椎管狭窄引起的不适。此方法简单有效。

第一步　仰卧。

第二步　轻微收紧核心。

第三步　慢慢地将膝盖向上收向胸部，双手抱住膝盖，将膝盖向胸部拉。

第四步　停留 30 秒，保持呼吸。

第五步　重复 5 ～ 10 次，这项拉伸全天都可以做。

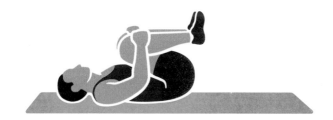

脊柱侧凸

如果你患有脊柱侧凸，那么需要一位优秀的物理治疗师根据你身体的特殊情况做个性化的训练指导。脊柱侧凸无法一概而论，因此本书不会明确处理这个问题。物理治疗师需要根据你脊柱弯曲的程度和侧凸的原因，制定相应的治疗方案。例如，由于腿长不一致引起的脊柱侧凸也许能用矫形器治疗，严重的脊柱侧凸可能会需要支架。根据患者不同的身体状况，有不同的训练和拉伸。我建议患者在经娴熟的物理治疗师治疗时，也试试本书的方法。

妊　娠

妊娠期间出现背痛十分常见。这是由体重增加、激素变化、压力和睡眠不足等多种因素造成的。如果你能在妊娠前和妊娠初期实践本书的所有建议，将会对你十分有帮助。我非常理解你在妊娠期间会想很多（在撰写本章时，我和米歇尔的第一个孩子还有不到一个月就要出生了），但是在孕期和产后进行这些训练真的会非常有用。请把这项任务添加到你的待完成事项里面。

即便如此，我不得不承认，无论你怎么做，还是可能多多少少遭遇背痛。但是训练的确会让背痛大大减轻。孕期的背痛原因其实非常合理——身体分泌松弛素。体内的松弛素会让骨盆及周边的韧带变得松弛，为分娩做准备，这能让孕妇的生产过程更容易。但是松弛素也会导致脊柱和骨盆不稳定，从而引发疼痛。所以松弛素是一把双刃剑。妊娠过程中，孕妇越强壮、稳定，就越能避免背痛。我强烈建议，在孕期定期锻炼，本书中的许多训练（使用较轻的重量）既可以保证安全，又能显著缓解背痛。请和你的医生讨论哪些训练对你安全，以及你在孕期的每个阶段分别能安全地举起多大重量。你可以让医生看看本书，判断哪些基本训练对你是安全的。

　　为了缓解一下孕期（时间也不长）的背痛，真的值得这么做吗？当然值得。首先，如果背痛很严重，那就**不是**一个短期问题。而且，即使没有背痛的负担，妊娠依旧是一段艰难时期。所以请仔细考虑一下前文的建议。有时候不论你做什么，背痛都有可能突然发作。那时，你可能会想找一位优秀的脊骨神经医师或针灸师来拯救你，而且这位治疗师还要有治疗孕妇的经验。你可以参考我关于寻找这方面专业人士的建议，然后预约治疗时，把自己的特殊情况告知对方。

　　好了，大部分的特殊情况我就说到这里。有一条建议对有特殊情况的人的确很有帮助，有必要在此提出：参考本书并且就医或寻求其他专业治疗师的帮助。本书也许不能完全缓解你的疼痛，但很可能会大有帮助。这就是我们的目标。

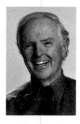

第十八章

恭喜大家！
最后一项任务

杰里米、克里斯　撰

克里斯的话

首先，我想向所有读者表示祝贺。衷心希望你已经阅读并吸收了"詹姆斯方案"的关键内容。现在，大多数人应该已经准备好自己动手彻底治愈背痛了。我来总结一下：你已经学会如何在短期内迅速缓解背痛，以便进行训练计划和行为改变以解决长期的问题。你已经知道该停止做哪些蠢事，学会了如何增强核心的耐力和力量，并且知道无论何时何地如何在保持脊柱中立位和核心收紧的状态下进行活动——在日常生活中以恰当的方式移动，而不伤害背部。总的来说，你已经学会了新的行为方式，一切会因此不同。了不起的成就！请继续保持，每天都做基本训练（嘿，这些可是要坚持一生的）。现在，你能有充分的理由相信，自己未来的人生几乎不会再有背痛了！请反复阅读本书，认真对待训练，大部分人都能实现这个目标。

只是，由于本书内容有限，还有一个领域未曾涉及。在此需要为读者简单提及一下，希望你能思考和实践。我想你应该留意到了，我前面一直在说，你已经准备好"适度训练"了。如果你的期待仅限于此，完全没问题。但是正如我们希望的，如果你决定要全方位回归能进行剧烈运动的状态（毕竟这些运动能给我们带来极大欢愉），比如山地滑雪、网球、高尔夫、瑜伽等，那么你需要做的训练就得超出本书的范围了。坦白讲，对于每个人来说，唯有进行更全面、更严格的力量训练计划，才能让你的核心力量和身体状况强大到可以应对（对于背痛患者而言）更剧烈的运动。也许有的人可以在完成所有核心训练前就开始剧烈运动，但是对于有背痛病史的人来说，这样做很愚蠢，而且充满危险。

我们没办法在本书中对这部分内容进行详述，因为这部分的内容多到可以单独成书了。但我们有一些建议，能帮你在进入这个阶段时，去注意和避免一些事情。

首先，是观念。

对于普遍的（不专门针对背痛的）力量训练方法，最好阅读《明年更年轻：运动赋能篇》。该书走在时代前沿，提供了力量训练（比尔·法布罗奇尼的训练）和有氧训练的精简指导，对长期恢复也十分关键。虽然该书并不专门针对背部，但法布罗奇尼对背痛也很有经验，所以他的力量训练指导也能对读者有所帮助（该书由我和法布罗奇尼合著，读起来很有趣）。

如果我有背痛，我会买那本书，它的价格远低于去健身房上几节私教课的价格。

在让你放松之前，我想就力量训练给你一点忠告和建议。

错误的健身观念

提到力量训练，我们需要做的第一步是"抛弃"一些错误的观念，比如 20 世纪六七十年代流行的"健美运动员"或"肌肉孤立训练"。阿诺德·施瓦辛格和纪录片《施瓦辛格健美之路》（*Pumping Iron*）的成功，使得那个年代的人热衷健身，一些新型健身器械（比如诺德士公司的产品）也流行起来。那时的观念是练出巨大的肱二头肌、股四头肌等，让身体变得强壮。这样，当你去海滩时，比基尼美女就会蜂拥而至。而人们打造这些肌肉的方式，大都是用一些精巧的新型举重器械，尤其是诺德士公司的产品。从表面上来看，诺德士器械的精妙之处在于它们能在动作全程给肌肉持续的压力。这是一个好主意。但人们这么喜爱这些器械，**其实**是因为它们以某种奇怪的方式让举重"变得简单"了。虽然人们仍需要哼哼唧唧地一边流汗一边举重，但器械承担了其中最困难和最微妙的任务——维持平衡和协调。这让人可以拥有健美运动员一样的身形，但是只需要孤立地训练股四头肌、胸大肌、肱二头肌等。如果不用担心身体平衡和稳定的问题，力量训练确实要简单很多。

在常规的举重训练（不使用力量器械）时，大肌肉周围的小肌肉群在负责协调和稳定。力量器械则替代了这些小肌肉群的功能。它们会逐渐萎缩甚至死亡，这既危险又愚蠢。

健康人体几乎每时每刻都在进行综合、全身性的活动，不能失去这些小肌肉群的支撑。体育运动（以及日常生活的一切活动）不会单独使用某块肌肉，而是动用整个身体。移动与训练都是交响乐，而不是一系列独奏。在现实生活中，我们的一举一动都是**全身运动**。孤立训练大肌肉而忽视小肌肉，是绝对行不通的。比尔·法布罗奇尼（全身训练的伟大倡导者之一）见过成百上千个这样的案例：很多健身者都六七十岁了，为了理想的身形，一辈子都在认真做着肌肉孤立训练。他们肌肉发达，能举起很大的重量。但是在日常生活或常规运动中，他们就像幼猫一样虚弱。他们是可怜的运动员（如果他们还能动的话），常常**背痛得不堪忍受**。因为对全身运动至关重要的小肌肉群已经损坏了，他们的身体已经处于错乱的状态。拯救这些可怜的人还来得及，但是需要漫长的时间。读者应该能猜到，他们必须停止依赖器械的肌肉孤立训练，学习全身复合训练才行。

大多数人用自体重量就可以进行全身复合训练了，不需要器械。
（注意：不必完全抛弃器械，如果使用得当，器械能成为全身训
练的有益补充。）

杰里米的话

有关肌肉孤立训练的话题，请允许我再啰唆两句。当某些
特定肌肉力量不足时，我们有必要单独对这部分肌肉进行训练，
增强其力量、促进其平衡发展，以便恰当地进行全身训练。只
是，这样的孤立训练完成之后，务必要进行全身复合训练，用
核心稳定身体，发展平衡性。当你使用器械进行训练时，是坐
在器械上，对某个关节（如肘关节）施加最大的力量，而器械
负责稳定和平衡。这会让这个关节承载十分危险的负荷。健美
运动侧重于肌肥大训练，也就是让肌肉变大。某个特定的肌肉
或肌肉群在器械的帮助下，孤立地对抗阻力运动，于是这个特
定的部位就能变大。全身各个部位的肌肉单独通过这个过程达
到一定的大小和外形，而非在体育运动或日常活动中的协调运
动。这种训练不能使肌肉和肌肉系统协调运动，一起发挥最大
效率，也不能同时让关节受伤的风险降到最低。随着年龄的增
长，维持身体稳定、平衡的系统需要更多的锻炼。换句话说，
用进废退。

与健美比起来，我们更希望读者能训练**肌肉系统和动作**。比尔说得最多的训练准则就是："不要训练肌肉，要训练动作。"他完全正确。你健身的目标应该是增强支撑日常活动、工作和体育运动的肌肉系统，而不是为了去海滩秀身材。

读者需要摆脱这样的思维方式：要增强核心，就必须进行专门的核心训练。不是那么回事，所有的全身训练其实都是核心训练。核心肌群的作用本就是让身体**停止**移动，而不是产生移动。回想一下，核心在你的四肢承受重量时，阻止脊柱和躯干移动。它的主要功能不是移动躯干，而是让躯干保持不动。举个例子，如果你无依无靠地站着，拉动一根有阻力的绳子，核心会对抗身体的旋转并维持其平衡。绳子的阻力越大，就越需要强壮的核心对抗阻力。当你使用坐姿划船器械时，只需要坐在座位上，胸部靠着垫子，拉动庞大的重量，你贴紧垫子以让身体保持在原位，而核心没有参与。

细　节

本书为你的日常训练列出了详尽的细节，这些特别的小细节在负重训练中也非常重要。事实上，负荷越重，容错空间越小，风险越高。就力量训练而言，你的目标决定了你承担风险的高低。所有的负重训练都有风险。假如你的目标是回到 NBA 的赛场，你就得用一些危险姿势进行重负荷的训练，那么你受伤的风险就相当高，但是值得一试，因为有数百万美元的年薪。假如你的目标很简单——成为可以安全抱起孙子的祖父或祖母，那么你受伤的风险就小得多。如果你的目标是能每周打几回高尔夫，受伤的风险介于前两者之间。正是由于这些原因，以及我们谈论的动作的复杂性，给出一套适用于所有人的力量训练方案是不可能的。因此我们决定，与其向读者提供一款劣质产品，不如给读者一般信息的概括，让读者能根据自己的兴趣，进行个性化的选择。

你们知道，我和克里斯都是比尔·法布罗奇尼在《明年更年轻：运动赋能篇》中讲解的热身运动和训练的狂热粉丝。它们能为力量训练打下良好基础。当然，请一位私人教练也是一种选择，能帮助你熟悉力量训练的所有要点。一位优秀的私人教练能为你提供巨大帮助。但是需要注意，私人教练的技能和知识水平差异很大，很难找到一位好的私人教练。选择私人教练时，问问他们是否熟悉本书中的概念，有没有指导背痛患者的经验。如果可能的话，与教练指导过的学员聊一聊。我和克里斯希望通过建立一种认证项目来寻找优秀的私人教练。根据地域差异，一位优秀的私人教练每小时收费从 75 美元到 200 美元不等。

克里斯和杰里米共同的话

最后，我们还想强调一下对身体有害的力量训练，你应该避免某些动作。虽然我们没有足够的篇幅去展示该用哪些动作替代这些有害的动作，但是我们希望告诫你哪些动作不能做，以免受伤。

颈后高位下拉

这个动作会让肩膀处于脆弱的位置，导致肩袖和肩关节受伤。头部前伸也会对颈椎造成巨大压力。可以用颈前高位下拉

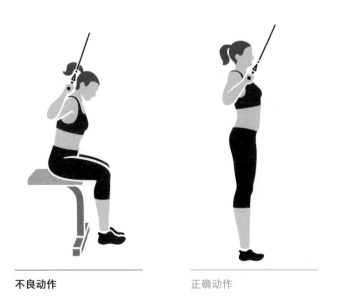

不良动作　　　　　　　正确动作

或是引体向上（如果你足够强壮）代替它。我们不会在这里详述应怎么做这些动作，但请记住这个小窍门：做颈前高位下拉时，不要坐着，而要站着，这样可以锻炼核心和臀肌。

史密斯深蹲对许多人无益

　　史密斯机的设计，是为了帮助训练者进行大重量深蹲，同时利用其内置的制动机制尽量降低训练者身体坍塌的风险。这个设计有一定意义，却存在一个问题：史密斯机的杠铃在一个平面上移动，大多数人都无法用它完成正确的深蹲。对于背部

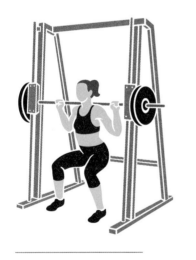

不良动作

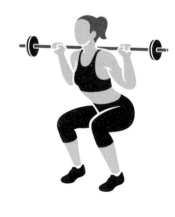

正确动作

健康来说，深蹲是复杂、重要、个性化的训练：因为全世界没有两具一模一样的身体，也没有两套一模一样的深蹲姿势。而史密斯机"一刀切"的方法会造成很多人错误地深蹲，进而导致膝盖、髋部、背部的问题。最好是跳过这个训练。

仰卧起坐

我们之前提到过仰卧起坐的问题，鉴于这个问题非常重要，再重申一次。仰卧起坐是对椎间盘伤害最大的动作。为什么呢？腰椎间盘会因身体反复前屈和扭动而受损。仰卧起坐，尤其是起身时还要旋转（用手肘触碰对侧膝盖）的仰卧起坐，是在不断重复这种伤害。你应该做的是卷腹和平板支撑。这两种动作足以锻炼你需要的核心力量及背部力量，而且更加安全。

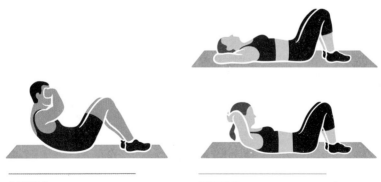

不良动作　　　　正确动作

杠铃耸肩

这个动作会让肩关节内旋，久而久之，冈上肌及其肌腱将很容易受伤，还会对颈椎造成很大压力。你应该做下图所示的"满罐"动作。选择两只相对较轻的哑铃，两手各握一只，置于身体两侧，保持良好站姿。将哑铃慢慢举到与肩同高，请注意

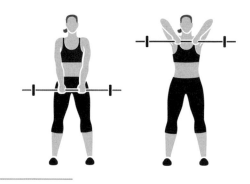

不良动作

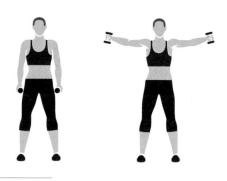

正确动作

手臂与身体前侧和两侧分别呈 45 度角。重复 10～12 次。与所有涉及手臂和肩的动作一样，确保肩胛骨全程下沉，尤其是举起哑铃时。

就这样吧，我们已经向你警示了一些危险动作，并且就正确的力量训练进行了一般的指导。

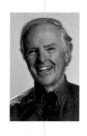

第十九章

骶骨和尾骨

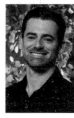

杰里米、克里斯　撰

克里斯的话

骶骨位于脊柱的末端，是脊柱剩余的椎骨合并而成的。尾骨是骶骨的尖端，是脊柱末端的最后一点骨头。

这里也到本书的尾声了。我们衷心地希望，在阅读了这么多章节之后，你能够治愈背痛。从现在开始，命运就掌握在你自己手中了。请再读一遍本书，按照要求做训练，并且**改变自己的行为**。

能与杰里米一起撰写本书，我感到很开心。我们花了一年多的时间，进行了大量工作，希望它读起来很容易，但事实并非如此。我们花了很多心思让内容看起来简单、精准，不至于让读者一头雾水。效果究竟如何留给读者评判，但我们已经尽了最大努力。整个过程非常有趣，因为杰里米是一位非常好的合作伙伴。在专业意见方面，他非常严谨，同时又爱笑。谢天谢地，我俩都很幽默，这对我们的合作很有帮助。严肃一点来说，我花了一年时间学习这些必备的知识，感到既荣幸又有趣。杰里米是这方面最好的导师。

最后，我们都是我在第一章提到过的"革命"的忠实信徒，因此合作非常默契。在整个过程中，我们都在研究一些枯燥的细节，但我们有美好的信念——我们不仅是两个舞文弄墨的可怜虫，更是对抗残酷、无谓疼痛的斗士。

但是，如果本书的训练对你不起作用的话，我们将很难满意。这就不得不说起我前面提到过的担忧了。

我担心把这么多训练留给你自己去做，你可能不习惯，毕竟人们习惯了生病都找医生解决。医生检查患者或者让患者做磁共振成像，然后给患者开口服处方药或者注射针剂；要不就是把患者转去外科同事那里进行手术。我们重复了多次，这样去治疗背痛是行不通的。你必须自己做训练，改变自己的行为。问题就在于你有没有下定决心这样做？杰里米说他相信你会有决心的，因为他了解你所经历的那种痛苦，他知道你的动机有多么深刻和强烈。我相信他是对的。

我们敦促读者去做的事情其实并没有那么难，只是需要一个熟悉的过程。你一定有足够的资源和积极性去实现这个过程。

你很聪明，而且又读完了本书。你足够自律，这么多年一直在勤恳工作。你很在意背痛，我们理解你的痛苦。现在请把这些思路稍微理顺一下，拯救你自己。然后把这些方法传给其他人，把病魔赶出我们的生活。

杰里米的话

我非常赞同克里斯的观点。我俩一起写书的过程相当美妙，也对本书非常有信心，读者一定能从中获益。现在你应该很了解我了，我没有克里斯的文笔好。我就用非常简短的语言告诉你，在我的实际工作中，已经见证了成千上万的人采用本书的方案取得不错的成效。我希望有更多人去实践书中的方法。正如在本书开头所说，我们希望能掀起一场背痛治疗的革命，让背痛不再困扰人们的生活。

杰里米的规则

1 别再做蠢事

2 保持稳定才能痊愈

3 支撑自己

4 训练核心

5 运用臀部

6 先爬后走，先走后跑

7 为长远昂首挺胸

附 录

"备忘单"

我们在书中向你传授了很多信息。假以时日，本书的内容会成为你的"本能"。届时，若有一个简单指南提醒你处于哪个阶段，下一步应该如何做，应该对你很有帮助。因此，我们用这个"备忘单"来总结讲过的所有训练，并告诉你什么时候应该做什么训练。下文是你的每日和每周训练计划。

我强烈建议你每年读几遍本书。相信我，改变老习惯并不容易，你很容易重蹈覆辙。你需要常常翻阅本书，彻底理解这些训练，避免重新染上旧的坏习惯。本书是恢复正常生活，远离焦虑、压力和背痛的捷径。在阅读本书的间隙，可以参考下面的训练备忘单。

基本核心训练

你应该每天进行核心训练（见第九章），最好在早起 30 分钟后进行。有必要时，选择进阶和退阶训练。觉得自己准备好了，再进入到某项训练的进阶训练。先把所有训练做一次，然后逐渐增加到可以完成两次循环，并使之成为你的日常习惯。经过一段时间以后，这些训练每天会花 10～15 分钟时间。

1. 脊柱中立位的空中漫步，同时进行肩部运动
2. 臀桥
3. 卷腹和平板支撑
4. 动态腘绳肌拉伸
5. 侧平板支撑
6. 猫式 / 骆驼式
7. 鸟狗式（对侧手臂、腿伸展）

臀肌强化训练

除了进行日常核心训练之外，臀肌强化训练需要每周做 3 次，不要连续进行。以两组为起点，逐渐增加到 3 组。这些训练每次会花大约 10 分钟时间。

1. 髋关节环绕（见第十六章），先做这个

2. 蚌壳式（见第十二章）

3. 跪撑伸髋（见第十二章）

4. 分腿蹲（见第十二章）

5. 深蹲（见第十二章）

放松激痛点

请按需进行。如果放松之后，你的背部、髋部或腿部疼痛得到明显改善，请在臀肌训练之前做放松，直到不再需要为止。

拉　伸

请在臀肌训练之后按照第十六章进行下列拉伸。这需要3~4分钟。

1. 腘绳肌拉伸

2. 臀肌拉伸

3. 梨状肌拉伸

4. 腰肌拉伸

致 谢

首先，我想感谢杰里米，我们合作非常愉快。一起写书是很困难的，但是对我来说，撰写本书的过程充满了各种乐趣。我们工作非常努力，也不乏欢声笑语。

我和杰里米都深感荣幸，因为沃克曼出版公司的主编布鲁斯·特雷西是一位睿智、善良、灵活、博学的才子（这些还不是他的全部优点，他既重视细节又关注全局）。感谢《明年更年轻》系列图书的编辑，同时也是本书的执行编辑，聪明、善良的苏西·博洛廷！

最后感谢比尔·法布罗奇尼，在物理治疗和职业运动训练的广阔领域里，他是我和杰里米见过最聪明、高效的人，他也是我见过最友善的人。比尔，深表谢意！

——克里斯·克劳利

感谢所有帮助我成为脊骨神经医师的人。感谢克林顿·菲利普斯、迈克尔·福克斯、蒂姆·鲍尔史密斯、比尔·法布罗奇尼的友谊、指导以及给我的机会。背痛是现代社会被严重误解的疾病之一，本书的许多概念是无数具有开拓和奉献精神的先驱研究和实践得出的结果。我特别想提到弗拉迪米尔·扬达、戴维·西蒙斯、珍妮特·特拉维尔、尼古拉·博格杜克和斯图尔特·麦吉尔，没有你们的成就，就不可能有这本书。

——杰里米·詹姆斯